A. Parent, imprimeur de la Faculté de Médecine, rue Mr-le-Prince, 31.

PARALYSIES TRAUMATIQUES

DES MEMBRES INFÉRIEURS

CHEZ

LES NOUVELLES ACCOUCHÉES

PAR

Le Dʳ A. BIANCHI

ANCIEN INTERNE ET LAURÉAT DES HÔPITAUX DE LYON,

(Prix Bonnet 1862)

MEMBRE ADJOINT DE LA SOCIÉTÉ DES SCIENCES MÉDICALES DE LA MÊME VILLE.

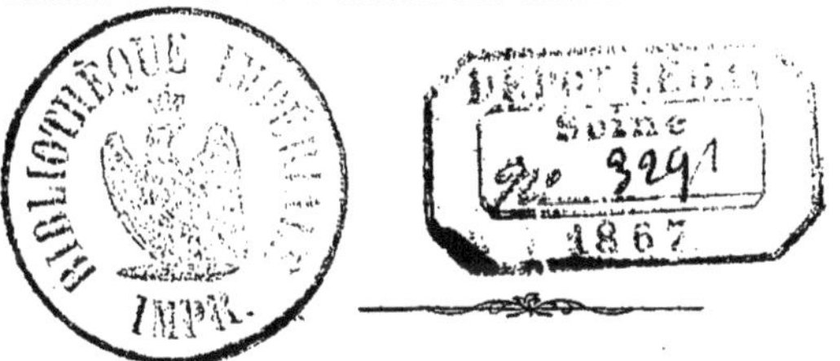

PARIS

VICTOR MASSON ET FILS,

PLACE DE L'ÉCOLE-DE-MÉDECINE.

—

1867

Parmi les accidents graves qui peuvent atteindre les nouvelles accouchées, la paralysie des membres inférieurs consécutive à la compression, au traumatisme des nerfs sacrés par la tête du fœtus ou par le forceps, est assurément un des plus rares, des moins connus et des plus contestés.

L'absence de faits cliniques, suffisamment nombreux et concluants, n'a pas encore permis de présenter l'histoire de cette forme particulière de paralysie, et de la faire admettre, comme variété distincte, parmi les autres paralysies puerpérales.

Pour des raisons dont nous n'avons pas à nous occuper ici, les accidents de cette nature sont extrêmement rares et tout à fait exceptionnels dans les hospices spéciaux (Maternités et Cliniques d'accouchements). Cette rareté, dont nous avions déjà été à même de nous convaincre pendant notre séjour en qualité d'interne dans les maternités de la Charité et de l'Hôtel-Dieu de Lyon, nous est attestée une fois de plus par le témoignage de praticiens distingués, dont l'opinion en cette matière fait autorité : MM. les professeurs Bouchacourt, Berne, Delore, nos maîtres à Lyon; M. le professeur Depaul, MM. Jacquemier, Tarnier, Trélat, Hervieux, à Paris.

En somme, nous devions surtout nous attacher à établir, sur des faits cliniques concluants, la réalité de l'existence de cette forme de paralysie. De nombreuses recherches, dans les principaux ouvrages spéciaux français et étrangers, nous ont permis d'appuyer nos opinions sur des autorités compétentes, et de reproduire deux observations intéressantes empruntées à Romberg, auxquelles nous avons pu ajouter trois autres plus détaillées et complétement inédites.

C'est en prenant pour guides ces faits cliniques, ainsi que les renseignements que nous avons pu recueillir chez divers auteurs, que nous avons essayé de tracer l'histoire de la paralysie traumatique des membres inférieurs chez les nouvelles accouchées.

Après avoir exposé sur ce point l'état actuel de nos connaissances, nous étudierons de notre mieux le mode pathogénique, ainsi que les principaux caractères cliniques de ces paralysies; et nous espérons pouvoir ainsi arriver à établir, sur des preuves incontestables, l'individualité de leur existence.

Nous prions M. le professeur Depaul d'agréer tous nos remercîments pour la bienveillance qu'il nous a témoignée.

Nous exprimons de même toute notre reconnaissance à MM. les Drs Jacquemier et Château pour les renseignements pleins d'intérêt qu'ils nous ont si obligeamment communiqués.

Enfin, nous ne saurions trop remercier tous nos maîtres dans les hôpitaux de Lyon pour les bienveillants et utiles conseils qu'ils n'ont cessé de nous donner pendant le cours de nos études médicales.

DES

PARALYSIES TRAUMATIQUES

DES MEMBRES INFÉRIEURS

CHEZ

LES NOUVELLES ACCOUCHÉES

CHAPITRE PREMIER

EXPOSÉ SOMMAIRE DES PRINCIPALES CAUSES DES PARALYSIES
PUERPÉRALES.

Avant d'étudier d'une manière définitive et sous
ses divers points de vue le traumatisme de l'accouchement, considéré comme cause de paralysie
chez la mère, et avant de voir, dans un chapitre spécial, de quelle manière les auteurs apprécient son
influence, nous avons jugé utile de présenter en
tête de ce travail, à titre de revue comparative,
un exposé rapide et général des principales causes
qui, dans l'état puerpéral, peuvent donner lieu à
des paralysies : nous nous contenterons de recher-
cher, pour les mettre en présence, les opinions
émises par les auteurs compétents, sans entrer à
cet égard dans aucune discussion de faits, qui
n'auraient pas de rapport direct avec le sujet que
nous étudions.

Les paralysies, assez rares du reste, qui attei-
gnent les femmes pendant la grossesse ou les suites

de couches, peuvent tenir à un grand nombre d'états pathologiques différents dont nous ne voulons pas entreprendre une énumération complète, qui serait étrangère au but de ce travail. Dans cette revue étiologique sommaire, nous mentionnerons seulement les variétés les plus fréquentes, celles qui sont pour ainsi dire du domaine exclusif de l'état puerpéral, par le mode pathogénique spécial et les allures symptomatiques particulières qu'elles lui empruntent, et qui ont été dans ces derniéres années l'objet de recherches nombreuses et instructives.

Dans tout ce que nous allons dire, nous aurons surtout en vue les paralysies qui intéressent les membres inférieurs.

M. Imbert-Gourbeyre (1), au début de son intéressant mémoire qui a été couronné par l'Académie de médecine, fait remarquer que : « l'histoire complète des paralysies puerpérales, depuis l'origine de la médecine jusqu'à nos jours, se lie surtout à trois grandes théories nées de l'humorisme : » la *rétention des lochies*, d'origine hippocratique, qui a régné deux mille ans; les *métastases laiteuses*, invoquées par Puzos, qui ont été en faveur jusqu'au commencement de ce siècle; et enfin l'*albuminurie* ou l'*urémie*, au moyen de laquelle M. Imbert-Gourbeyre cherche à expliquer la plus grande partie des paralysies puerpérales, pour ne pas dire toutes.

---

(1) *Des Paralysies puerpérales* (*Mémoires de l'Acad. impér. de méd.*, t. XXV; 1861).

§ 1er. — *Paralysie urémique.*

On sait que l'albuminurie est assez fréquente
chez les femmes enceintes ou accouchées, et que les
urines albumineuses sont généralement pauvres
en urée : on a été alors conduit à penser qu'une
grande partie de ce produit de désassimilation s'ac-
cumule dans le sang, bien que les analyses destinées à démontrer ce fait n'aient été jusqu'à présent
que peu concluantes. Quoi qu'il en soit, c'est par
l'intoxication urémique que beaucoup d'auteurs
cherchent à expliquer les troubles nerveux souvent
très-graves, qui, sous le nom d'éclampsie, peuvent
frapper les femmes pendant l'état puerpéral. Mais
on n'a pas voulu limiter à ces accidents le rôle de
l'urémie, et M. Imbert-Gourbeyre, en particulier,
précédé du reste dans cette voie par Lever, Simpson
et Fl. Churchill (1), a voulu rattacher presque
toutes les paralysies puerpérales à la maladie de
Bright, déclarant que « la forme hémiplégique est
un des caractères de la paralysie urémique » (2).
Sans vouloir contester, en aucune manière, la valeur des faits invoqués à l'appui de ses explications
par le professeur de Clermont-Ferrand, nous
croyons qu'en face des opinions qui se font jour
actuellement, il y aurait de grandes réserves à
faire sur ce point. C'est ainsi que M. le Dr Tar-

_____

(1) *Traité pratique des maladies des femmes*, trad. par les Drs Wic-
land et Dubrisay, 1866, p. 1135 et suiv.
(2) *Loc. cit.*, p. 65.

nier (1), en acceptant volontiers la théorie de l'urémie pour l'amaurose et la surdité, ne l'admet pas
pour la paralysie des membres, et M. Alfred Fournier, dans son remarquable travail sur l'urémie,
invoquant du reste l'autorité de MM. les professeurs
Lasègue et Sée, déclare formellement qu'il n'y a
jamais de paralysie dans le coma urémique (2); et
tout récemment, dans des expériences pratiquées
sur les animaux, le Dr Zalesky ne l'a jamais ren-
contrée (3); pour ce qui nous concerne, dans un
certain nombre de cas d'éclampsie observés à la
Maternité de Lyon, nous n'avons pas vu survenir
de paralysie des membres, ni pendant ni après le
coma.

On voit, par tout ce que nous venons de dire, ce
qu'il faut penser actuellement de l'hémiplégie et de
la paraplégie urémiques.

§ 2. — Paralysie réflexe.

L'action réflexe a, dans ces dernières années,
joué un grand rôle dans la pathogénie des paralysies, et on n'a pas manqué de s'en servir pour expliquer plus facilement la genèse d'un certain
nombre de paralysies puerpérales, et principalement des paraplégies qui se montrent dans le cours

---

(1) Cazeaux, *Traité d'accouchements*, 7e édit., 1867, p. 504, note
du Dr Tarnier.

(2) A. Fournier, *De l'Urémie* (thèse d'agrég., 1863, p. 23).

(3) *Recherches sur l'urémie et les fonctions des reins*; Tubingue,
1865. Anal. dans le numéro de janvier 1866 des *Archives génér. de
méd.*

de la grossesse. M. Imbert-Gourbeyre n'en parle pas dans son intéressant mémoire, mais Churchill dit nettement que « la paralysie (puerpérale) peut être le résultat d'une action réflexe » (1), et plus loin : « Je ne doute pas, comme le fait remarquer le Dr Romberg, que, dans beaucoup de cas, et surtout dans ceux qui compliquent la grossesse, la paralysie ne soit due à quelque action réflexe ayant son origine dans un organe malade même éloigné. Le système nerveux ne serait que l'agent de transmission, sans qu'il y ait lésion des centres. En pareil cas, la cause occasionnelle pourrait très-bien résider dans un état morbide des organes, ou peut-être seulement dans un état d'excitation passagère, telle que celle produite par la grossesse » (2).

De même, d'autres auteurs qui regardent la grossesse comme cause déterminante de la paraplégie, entre autres Stanley, Broussais, Graves, Beau (3), invoquent aussi l'intervention d'un état réflexe. Ce serait également la tendance de M. Raoul Leroy d'Étiolles (4). Toutefois, et surtout chez la jeune primipare qui fait le sujet de sa 44e observation (p. 97),

(1) Churchill, *loc. cit*, p. 1112.
(2) *Ibid.*, p. 1131.
(3) Ces quatre citations sont empruntées à un travail de M. le Dr Gamet, ayant pour titre : « Quelques réflexions sur la coexistence de la paraplégie avec la grossesse », et publié dans les *Mém. et comptes-rendus de la Société des sciences médic. de Lyon*, t. I, p. 255 ; 1861-1862.
(4) *Des paralysies des membres inférieurs ou paraplégies* ; Paris, 1856, p. 95 et suivantes, où sont consignées plusieurs observations de paraplégies consécutives aux maladies de l'utérus ou aux troubles fonctionnels de cet organe.

nous croyons plutôt, avec M. le Dr Jaccoud (1), à l'influence d'une action mécanique sur le développement de la paraplégie.

M. Jaccoud, que nous aurons plus d'une fois l'occasion de citer dans le cours de ce travail, se montre assez sévère (2) pour cette variété de paraplégie dite réflexe, qu'il croit expliquer d'une manière à la fois plus simple et plus physiologique par l'épuisement de l'excitabilité propre de la moelle, et non par la contraction réflexe des vaisseaux de cet organe, comme le prétend Brown-Séquard (3). Du reste, pour M. Jaccoud, de quelque façon qu'on cherche à expliquer l'action réflexe, ce n'est pas à cette cause, mais bien plutôt à la chloro-anémie que doit être rattachée la paraplégie de la grossesse (4).

§ 3. — *Paralysie anémique.*

C'est par l'anémie, avons-nous dit, que M. Jaccoud explique la paraplégie de la grossesse, rare d'ailleurs, et qu'on doit, suivant lui, soigneusement distinguer de la paraplégie des suites de couches (5). On sait, surtout depuis les travaux de Cazeaux, que l'état chloro-anémique est assez fréquent chez les femmes enceintes, et c'est dans ce

(1) *Les paraplégies et l'ataxie du mouvement*, p. 374; Paris, 1864.
(2) *Loc. cit.*, p. 375.
(3) Leçons sur le diagnostic et le traitement des principales formes de paralysies des membres inférieurs.
(4) Jaccoud, *loc. cit.*, p. 349.
(5) *Id.*, *loc. cit.*, p. 312 et suiv.

sens qu'il conviendrait probablement d'interpréter
l'intéressante observation de paraplégie puerpérale
que le Dr Gamet a publiée dans la *Gazette médicale
de Lyon* de 1862 et dans le tome Ier des mémoires et
comptes rendus de la Société des sciences médicales de la même ville.

L'anémie peut aussi être le résultat plus ou moins
rapide des hémorrhagies souvent considérables qui
succèdent à l'accouchement, et on possède d'assez
nombreux exemples de paraplégies suites de couches survenues de cette manière, notamment celui
de M. le professeur Grisolle à la Pitié, les observations de MM. Abeille, Moutard-Martin, et Landry,
dont M. Jaccoud a parlé dans son ouvrage et
auxquelles il convient d'ajouter, d'après M. Imbert-
Gourbeyre (1), l'observation XLIX de M. Leroy
d'Étiolles. On peut aussi ranger dans cette catégorie le fait intéressant de paraplégie post-puerpé-
rale observé par MM. les Drs Tarnier et Siredey, et
reproduit analytiquement dans le traité d'accouchements de Cazeaux (2).

C'est de même par l'anémie consécutive à des
hémorrhagies de la délivrance, que Churchill explique les observations 31 et 32 (d'hémiplégie), empruntées aux Drs Forrest et Ley (3). Dans tous ces
cas, l'anémie, qu'elle résulte d'un état constitution-
nel lié à la grossesse, ou d'une hémorrhagie survenue après le travail de l'accouchement, amène la

(1) *Loc. cit.*, p. 61.
(2) Page 506, note du Dr Tarnier.
(3) Churchill, *loc. cit.*, p. 1122.

paralysie par l'altération plus ou moins profonde qui se produit dans la nutrition intime de la moelle, sous l'influence des modifications apportées dans les qualités du liquide sanguin (1).

§ IV. — *Paralysie par obstacle à la circulation.*

Dans la variété précédente, la paralysie résulte d'un vice de proportion dans les éléments du sang (hypoglobulie). Maintenant, la composition du liquide sanguin étant supposée normale, les accidents seront sous la dépendance d'un obstacle mécanique au cours du sang artériel, intéressant, soit directement la circulation des membres (artérite, embolies, compression, etc.), ou bien celle de la moelle (ischémie de M. Jaccoud).

Brown-Séquard, parlant de la paraplégie de la grossesse, fait la part de la gêne circulatoire que la compression détermine dans les ramifications pelviennes de l'aorte (2).

Fl. Churchill, s'autorisant d'un long mémoire de Simpson, dont il partage la manière de voir, consacre à la fin de son livre un chapitre spécial aux « obstructions artérielles dans l'état puerpéral » (3), et rapporte plusieurs observations empruntées au célèbre professeur d'Édimbourg, dont M. Imbert-Gourbeyre a cité aussi les travaux (4).

(1) Jaccoud, *loc. cit.*, p. 309.
(2) Brown-Séquard, *loc. cit.*, p. 122.
(3) Churchill, *loc. cit.*, p. 1137.
(4) Imbert-Gourbeyre, *loc. cit.*, p. 71.

Bien que les paraplégies, suites de couches, se rattachant à cette variété soient rares, remarquons toutefois que, indépendamment de toute compression des ramifications de l'aorte, elles peuvent s'expliquer assez facilement par l'aptitude spéciale que présente l'état puerpéral pour l'élaboration de matériaux morbides intra-vasculaires, nés sous l'influence de la diathèse ou de la phlébite purulentes, ou bien encore de l'excès de fibrine que renferme le sang surtout à la fin de la grossesse (inopexie).

§ V. — *Paralysie par lésions du cerveau* (hémorrhagies, congestions, etc.)

On n'a pas d'exemple, croyons-nous, de paraplégie isolée, produite de cette manière chez les femmes en couches, qui peuvent, en revanche, être frappées quelquefois d'hémiplégie à la suite d'une apoplexie cérébrale, ainsi que nous en avons observé un cas très-intéressant, en 1866, chez une jeune femme primipare, à l'Hôtel-Dieu de Lyon, dans le service de M. le professeur Teissier, dont nous étions alors l'interne.

Dans les circonstances ordinaires où il se produit, cet accident ne présenterait rien de bien étonnant, mais ici, dans ce cas particulier, l'âge peu avancé des malades d'un côté et la coexistence de l'état puerpéral de l'autre, ont depuis longtemps fait comprendre qu'il était nécessaire de chercher ailleurs que dans l'étiologie habituelle l'explication intime du phénomène.

Ce rapport frappant entre l'apoplexie et le gravidisme, bien étudié par le professeur Paul Dubois, est interprété différemment par les auteurs : ainsi, M. Ménière, dans son mémoire publié par les *Archives de médecine* de 1828, invoque l'influence combinée de la pléthore (rejetée aujourd'hui), et de l'hypertrophie du ventricule gauche du cœur, tandis que M. Imbert-Gourbeyre n'hésite pas à rattacher à l'albuminurie puerpérale l'apoplexie des femmes grosses ou accouchées (1). Peut-être, pour se conformer aux idées généralement admises aujourd'hui, faudrait-il aussi faire la part de l'oblitération accidentelle et possible des petites artères du cerveau par la thrombose, des caillots emboliques, etc.

§ VI.—*Paraplégie par lésions de la moelle* (congestion, myélite, etc.)

On a voulu aussi, dans certains cas, rattacher la paraplégie progressive et plus ou moins complète qui succède à l'accouchement, à une myélite (2), ou mieux à une congestion méningo-spinale déterminée par les efforts de la femme pendant le travail (3). C'est dans cette catégorie que nous rangerions volontiers les observations 44 et 45 de M. Imbert-Gourbeyre, ayant trait à des paraplégies que cet

(1) Imbert-Gourbeyre, Mém. cité, p. 14 et suiv.
(2) Id., *loc. cit.*, p. 67.
(3) Voy. Churchill, *loc. cit.*, p. 1131, et Jaccoud, *loc. cit.*, p. 265, où il cite un passage de Joseph Frank.

auteur, sans preuves suffisantes, croyons-nous, interprète en faveur du traumatisme (1).

§ VII. — *Paraplégie hystérique et rhumatismale.*

Rarement observée dans l'état puerpéral. Il est, du reste, assez difficile, en pareil cas, d'apprécier exactement l'influence isolée de ces deux causes, à l'étude desquelles M. Imbert-Gourbeyre a consacré dans son travail deux chapitres intéressants (2).

(1) Imbert-Gourbeyre, *loc. cit.*, p. 66 et 67.
(2) Id., ch. 4, p. 53, et ch. 5, p. 61.

CHAPITRE II.

En principe, la possibilité du traumatisme des
plexus nerveux ou des viscères pelviens pendant le
travail de l'accouchement est incontestable ; et,
quand on songe que la pression exercée par la tête
fœtale seule, ou aidée d'un instrument, est quelquefois suffisante pour déterminer des mortifications plus ou moins étendues des parties molles, et
même des ruptures des symphyses, on ne doit pas
s'étonner que, sous l'influence de la même cause, il
puisse se produire dans la structure ou les fonctions
des nerfs comprimés, des troubles plus ou moins
graves, pouvant aller jusqu'à la paralysie des parties auxquelles ils se distribuent. Seulement, les
faits de cette nature sont rares, très-rares même,
eu égard au grand nombre d'accouchements laborieux qui en sont exempts, et c'est là ce qui a porté
beaucoup d'auteurs recommandables à restreindre
singulièrement, sinon à repousser tout à fait l'intervention du traumatisme puerpéral dans la production des paralysies viscérales ou musculaires,
qui succèdent à un travail difficile et prolongé.

Dans son mémoire sur les paralysies puerpérales,
que j'ai dû si souvent citer, M. Imbert-Gourbeyre
distingue deux variétés de paraplégies : les *paraplégies*

traumatiques et les *paraplégies suites de myélite :* ce médecin serait même disposé à faire bon marché des premières, et à les faire rentrer dans la seconde variété, en « soutenant que le traumatisme développe également la myélite » (1). Quoi qu'il en soit, voici l'opinion assez réservée, ainsi qu'on le verra, qu'il professe sur les paraplégies traumatiques : « C'est là une question étiologique assez obscure : Quelle est la part du traumatisme puerpéral dans la production des paraplégies? On conçoit *à priori* que des tiraillements considérables sur la matrice, des manœuvres obstétricales imprudentes, le séjour trop prolongé de la tête dans le petit bassin puissent amener des accidents de paralysie; mais que sont ces conceptions *a priori*, lorsqu'elles ne sont pas légitimées par les faits? Sans vouloir nier les effets de ce traumatisme ainsi expliqué, cette cause me paraît très-rare; il existe sur ce point fort peu d'observations, et encore moins d'opinions chez les accoucheurs » (2). Puis, cherchant des faits de ce genre, il reproduit d'après Rademacher, Schupmann, Salvat (th. Montp., 1841), et l'Héritier (*Clinique médicale des eaux de Plombières*, 1854, p. 232), quatre observations qu'on peut, à son avis, interpréter dans le sens du traumatisme. Ces quatre faits, très-peu détaillés sont, nous devons l'avouer, peu concluants, et nous ne les reproduirons pas.

Fleetwood Churchill, dans la partie de son livre

(1) Imbert-Gourbeyre, *loc. cit.*, p. 67.
(2) Id, *loc. cit.*, p. 66.

consacrée aux paralysies puerpérales, ne se montre guère mieux disposé en faveur du traumatisme, et, après avoir cité (1) l'opinion de Lisfranc, qui pense que la paraplégie consécutive à l'accouchement doit être rapportée plutôt à un épanchement séreux provoqué dans le canal rachidien par les troubles de la circulation, qu'à la compression du plexus sciatique et du nerf obturateur (2), l'auteur anglais avance ce qui suit : « Comme nous l'avons vu, on a attribué la paraplégie à un travail pénible et prolongé, et à la pression continue exercée sur les nerfs et sur les muscles pelviens. A première vue, cette explication paraît judicieuse et presque indiscutable ; cependant, en ce qui concerne nos observations, il ne peut guère en être ainsi, puisqu'à l'exception d'un seul cas où la malade fut accouchée avec le forceps, tous les autres accouchements furents naturels, faciles, de courte durée, et, de plus, le moment où les accidents paraplégiques se manifestèrent était si éloigné de l'accouchement, qu'il est impossible de les attribuer aux fatigues du travail. D'un autre côté, si nous nous rappelons le nombre d'accouchements laborieux où il faut avoir recours à des opérations qui ne sont pas accompagnées de ces complications, il nous faut renoncer à mettre au nombre des causes de ces accidents les accouchements de ce genre. Aucun exemple, à l'exception de ceux que j'ai cités, n'en est rapporté,

(1) Churchill, *loc. cit.*, p. 1110.
(2) Lisfranc, *Clinique chirurgicale de la Pitié*, t. II.

ni par les Drs Collins, Mac-Clintock et Hardy, ni dans aucun des mémoires des hôpitaux anglais ou étrangers » (1).

Nous avons tenu à citer textuellement ce passage, qui est comme le résumé de toutes les objections, de toutes les critiques qu'on a dirigées contre les paraplégies traumatiques. Toutefois, ainsi que Churchill lui-même le fait remarquer, on trouve, à la page 1121, observation 30, un fait bien avéré de paralysie traumatique de la jambe gauche, emprunté à Romberg, que nous reproduisons plus loin en tête de nos observations. De plus, nous voyons (p. 1106 du même livre) les Drs Campbell et F. Ramsbotham émettre un avis bien moins exclusif. Ces deux praticiens attribuent dans un certain nombre de cas, la paralysie qui survient après l'accouchement à la compression exercée sur les muscles et les nerfs du pelvis, pendant le passage de la tête du fœtus à travers le bassin. Tous deux font aussi remarquer que cette paralysie est le plus souvent limitée à l'un des membres pelviens, et le Dr Ramsbotham a le soin d'ajouter que le fait se produit le plus souvent quand le travail a été long et pénible, quelquefois pourtant, quand il a été facile et de courte durée, et qu'on n'observe pas de lésion cérébrale concomitante (2).

On voit, par tout ce qui précède, que rien n'autorise péremptoirement F. Churchill à rejeter la para-

---

(1) Churchill, *loc. cit.*, p. 1132.
(2) Id., p. 1107.

lysie traumatique, et que, ce qu'il lui reproche surtout, c'est son excessive rareté.

Burns se fait une assez juste idée de l'influence de la compression, lorsqu'il dit : « Dans un travail pénible, les nerfs, particulièrement le grand sciatique, peuvent être lésés au point de causer dans la suite beaucoup de douleurs, ou la *claudication*, ou même la *paralysie* (1). »

En France, parmi les auteurs qui se sont le plus occupés de cette question, nous mentionnerons spécialement M. le Dr Jacquemier, qui dans son remarquable traité d'accouchements, décrit de la manière suivante la contusion des plexus et des troncs nerveux du bassin : (Je cite in extenso ce passage, à cause de son importance, au point de vue qui nous occupe). « On observe chez les nouvelles accouchées, malgré le silence de la plupart des auteurs, assez souvent des effets de compression ou de contusion sur le trajet du nerf sciatique et sous-pubien : j'en ai observé pour ma part plusieurs cas. L'accident se présente tantôt avec les symptômes d'une *névralgie* ou d'une *névrite ;* les rameaux cutanés de la jambe peuvent être douloureux, tandis que les troncs sont tout à fait indolents ; j'ai vu la douleur bornée à la face dorsale du pied. Tantôt, au lieu de douleurs névralgiques sur le trajet des nerfs du membre, la malade accuse de la pesanteur, de l'engourdissement, une diminution de la sensibilité, un état qui se rapproche plus ou moins d'une para-

---

(1) Burns, *Principles of midwifery*, trad. Galliot, 1839, p. 13.

lysie complète; il y a quelquefois de l'œdème et des douleurs dans les faisceaux musculaires (1). » On ne pouvait mieux apprécier, en quelques lignes, l'influence et le rôle du traumatisme puerpéral.

Parmi les auteurs qui admettent les paralysies par compression des nerfs pelviens pendant l'accouchement, nous citerons encore Brown-Séquard (2), qui pense toutefois qu'il faut faire aussi la part de la compression des vaisseaux sanguins; M. le Dr Jaccoud, qui, dans la partie de son très-intéressant ouvrage, relative à la paraplégie par compression des cordons nerveux (3), reproduit analytiquement deux observations empruntées à Romberg, dont la première se trouve aussi, mais plus détaillée, dans le livre de Churchill.

M. Tarnier, dans le chapitre des paralysies qu'il a ajouté au Traité d'accouchements de Cazeaux, admet aussi la paraplégie par pression mécanique de la tête du fœtus sur les nerfs de l'excavation, et il fait remarquer que cet accident, rare pendant la grossesse, « a été plus souvent observé pendant le travail et après l'accouchement, surtout quand ce dernier avait été laborieux ou accompagné d'hémorrhagie (4). »

Dans le Traité des névroses (5), de M. le professeur Axenfeld, je relève aussi deux passages inté-

<hr>

(1) Jacquemier, *Accouch.*, t. II, p. p. 599.
(2) Ouvr. cité, p. 123.
(3) Jaccoud, *loc. cit.*, p. 290.
(4) Cazeaux, *Accouch.*, p. 505.
(5) Axenfeld, *Traité des névroses;* Paris, 1862.

Bianchi. 2

ressants ; le premier, page 223, résume bien ce que nous savons de la compression intra-pelvienne : « Pendant l'accouchement, la tête du fœtus, enclavée dans le bassin, fait naître : 1° des douleurs dans les lombes, les cuisses, les mollets, les orteils, en comprimant à leur origine les nerfs destinés à ces différentes parties ; 2° une irritation des nerfs moteurs : de là des crampes douloureuses, quelquefois des *paraplégies passagères ou persistant après la délivrance ;* » et plus loin, page 458 du même ouvrage : « La grossesse et l'accouchement qui peuvent également être accompagnés ou suivis de paraplégies, comme on en possède d'assez nombreux exemples, y donnent-ils encore lieu par *simple sympathie ?* Il est bien plus probable qu'ils agissent d'une manière mécanique, par la compression que les nerfs lombo-sacrés éprouvent de la part de l'utérus gravide. »

Enfin, le Dr Jules Simon, dans sa thèse sur les maladies puerpérales, parle aussi de la paraplégie traumatique (1).

Parmi les médecins allemands modernes qui ont observé des cas semblables après l'accouchement, outre Romberg, dont nous avons déjà parlé plus haut, nous pourrons citer les noms bien connus des professeurs Scanzoni (2) et Siebold, les Drs Hellft (3), Schmelkes (4) : ces trois dernières citations, ainsi que les indications bibliographi-

---

(1) J. Simon, *Des maladies puerpérales* (thèse d'agrég., 1866, p. 26.
(2) Cité par Churchill, *loc. cit.*, p. 1107.
(3) *Handbuch der balneotherapie*, p. 410.
(4) *Tœplitz gegen lähmungen*, p. 71 ; Dessau, 1855.

ques qui s'y rapportent, sont empruntées au *Traité
des eaux minérales* de M. Durand-Fardel, dans lequel
un chapitre spécial est consacré au traitement thermal des paraplégies suites de couches. On y verra
que les conditions pathogéniques de ces accidents,
telles que la longueur du travail, la pression de la
tête fœtale enclavée dans un bassin souvent étroit,
ont été très-nettement entrevues par les médecins
allemands dont nous venons de rapporter les
noms (1).

Enfin, M. le professeur Depaul nous a dit avoir
observé quelques faits semblables, mais qui n'ont
pas persisté longtemps.

Dans la partie clinique de ce travail, nous reproduisons cinq observations de paralysie traumatique limitée des membres inférieurs; les deux premières sont empruntées à Romberg. Parmi les trois
autres qui sont complétement inédites, l'une ap-
partient à M. le Dr Jacquemier et à M. le Dr Château, qui ont bien voulu nous autoriser à la
publier; les deux dernières ont été recueillies à
Lyon, l'une par notre ami et collègue d'internat le
Dr Horand fils, l'autre par nous-même.

Le coup-d'œil rapide que nous avons jeté sur le
côté historique de la question, nous montre que,
vivement discutée par certains auteurs, l'influence

---

(1) Durand-Fardel, *Traité des eaux minérales*, 2e édition, 1862,
p. 718 et suivantes.

du traumatisme sur la production des paralysies puerpérales n'en est pas moins définitivement admise par le plus grand nombre. Toutefois il est à regretter que la plupart des faits cliniques sur lesquels s'appuie cette manière de voir, qui est aussi la nôtre, soient insuffisants sous beaucoup de rapports, surtout si on veut les faire servir à une description nosographique, dont l'intérêt ne serait pas seulement borné à l'obstétrique, car aujourd'hui il y a encore beaucoup à faire pour l'histoire de la compression et de la paralysie traumatique en général; ce qu'on peut reprocher, disons-nous, à la plupart des faits de ce genre qu'on a publiés et qui sont encore bien peu nombreux, ce qui nous a empêché nous-même de nous en servir et d'en grossir le nombre de nos observations, c'est le défaut presque absolu de détails essentiels; ainsi la plupart du temps il n'est fait mention ni de la durée du travail, ni de la présentation fœtale, ni des phénomènes principaux de l'accouchement, ni de l'état des organes génitaux eux-mêmes; ce sont là assurément autant de lacunes regrettables, auxquelles nous n'hésitons pas à attribuer en grande partie la réserve ou l'indifférence de F. Churchill, de M. Imbert-Gourbeyre et de beaucoup d'autres auteurs, dont des observations plus complètes et plus précises eussent, à coup sûr, entraîné la conviction. Pour ce qui nous concerne, nous croyons à l'abri de ces reproches les observations que nous rapportons plus loin, et qui nous semblent suffisamment concluantes.

Essayons maintenant de répondre en peu de mots
à quelques-unes des principales objections qu'on a
adressées à cette variété de paralysie des membres
inférieurs, consécutive à la compression ou la
contusion des nerfs du plexus sacré.

Qu'on dise que ces paralysies sont rares, nous
sommes les premiers à le reconnaître, et nous aurons plus tard l'occasion d'en examiner les motifs.
Mais qu'on aille jusqu'à nier leur existence, c'est
ce que nous comprenons moins aisément, et sans
parler ici de ce qui peut se passer pendant l'accouchement, dont ces accidents ne sont pas du
reste la propriété exclusive, ne voyons-nous pas
des faits semblables se produire tous les jours dans
des circonstances à peu près analogues, c'est-à-dire
lorsque des tumeurs plus ou moins volumineuses
sont placées sur le trajet des nerfs sacrés, qu'elles
compriment à leur origine?

M. le Dr Nonat a consacré, dans son traité des
maladies de l'utérus, un chapitre spécial aux paralysies symptomatiques de la métrite et du phleg-
mon péri-utérin (1); et on n'a qu'à lire l'intéressante
description qu'il donne de ces paralysies, pour voir
qu'elles présentent, avec celles que peut déterminer
le traumatisme de l'accouchement, les plus grandes
analogies pathogéniques et symptomatiques. Ainsi,
comme ces dernières, elles sont incomplètes, limitées, intéressant exclusivement le membre corres-

______

(1) Nonat, *Traité pratique des maladies de l'utérus et de ses annexes*, p. 382 à 393; Paris, 1860.

pondant au côté de la tumeur, au développement de laquelle elles sont liées, survenant et disparaissant avec elle, comme dans le cas observé par M. le D' Bernutz (1). Eh bien, ce que ces engorgements, ces phlegmons péri-utérins, peuvent faire naître, pourquoi la tête fœtale ou les manœuvres destinées à l'extraire ne le produiraient-elles pas aussi? N'at-on pas là une tumeur volumineuse et bien plus dure, dont l'action comprimante, bien que limitée quant à la durée, n'en donne pas moins lieu à des effets énergiques, le plus souvent temporaires, il est vrai, mais pouvant aussi, dans certains cas, persister après la délivrance?

On a dit aussi (c'est surtout à Churchill (2) que je fais allusion en ce moment) que les accidents paraplégiques se montrent quelquefois à une époque trop éloignée de l'accouchement, pour qu'on puisse les attribuer au traumatisme développé pendant le travail. Ce n'est pas là, croyons-nous, une objection très-fondée; car, dans un certain nombre de cas de compression ou de contusion des nerfs, les troubles définitifs de la sensibilité et de la motilité peuvent survenir plus ou moins longtemps après l'accident, sans cesser pour cela d'en être le résultat, et nous n'avons qu'à consulter les auteurs pour trouver des exemples à l'appui de ce que nous avançons. Ainsi, Niemeyer parle de la névralgie sciatique succédant à la compression du plexus

(1) Voy. Jaccoud, *loc. cit.*, p. 292.
(2) *Loc. cit.*, p. 1132.

sciatique « par l'utérus à l'état de grossesse, et surtout par la tête du fœtus longtemps engagée dans le petit bassin. Si dans les cas cités en dernier lieu (ajoute le professeur de Tubingue), la sciatique souvent se déclare plusieurs jours après que les douleurs ressenties dans le nerf sciatique pendant l'accouchement avaient disparu, on doit supposer qu'elle dépend de la pression des produits inflammatoires développés en dedans du névrilème ou dans le tissu conjonctif qui entoure le plexus sciatique, et que le séjour prolongé de la tête dans le petit bassin a dû déterminer » (1).

De même, dit le Dr Follin, d'après Duchenne , « On a vu, trois ou quatre semaines après une contusion du nerf cubital qui n'avait pas été trop violente, et alors que toute douleur locale avait depuis longtemps disparu, la force et la sensibilité diminuer dans la main, les mouvements y devenir pénibles et mal assurés, enfin, peu à peu une paralysie des interosseux s'établir définitivement » (2).

En voilà assez pour réduire à sa juste valeur l'objection qu'on a voulu tirer de l'époque d'apparition de la paralysie, qui, du reste, le plus souvent, ainsi qu'on pourra s'en convaincre en jetant les yeux sur nos observations, suit d'assez près le travail dont elle est le résultat.

Nous ne pousserons pas plus loin, pour le mo-

---

(1) Niemeyer, *Pathologie interne*, trad. Culmann et Senger, t. II, p. 329.
(2) Follin, *Traité de pathol. externe*, t. II, 1re partie, p. 226.

ment, les quelques réflexions dont nous avons voulu faire suivre ce rapide exposé historique. Dans le chapitre suivant, au moyen de quelques considérations empruntées à l'obstétrique, nous chercherons à apprécier les conditions du développement de la compression et du traumatisme pendant le travail de l'accouchement.

CHAPITRE III.

CONSIDÉRATIONS ANATOMO-PHYSIOLOGIQUES
SUR LA COMPRESSION ET LE TRAUMATISME INTRA-PELVIENS

La compression des parties molles (nerfs, réservoirs, etc.) contenues dans le bassin, résulte des rapports plus ou moins intimes qu'elles contractent avec l'utérus distendu par le produit de la conception ; et, à ne considérer que le volume énorme et le poids de ce dernier, on pourrait s'étonner, à première vue, de ne pas rencontrer plus souvent pendant le cours de la grossesse des troubles mécaniques graves liés au développement de la tumeur utérine, et, en particulier, des paralysies des membres inférieurs ; pourtant, ce dernier accident est très-rare, exceptionnel même, pendant la durée de la gestation, et le rôle de la compression se borne, le plus souvent, du côté des nerfs, à produire des crampes passagères des membres pelviens, assez communes chez les femmes qui portent en bas, pour se servir de l'expression consacrée. Mais, nous le répétons encore, si les paralysies des membres consécutives au traumatisme des nerfs pelviens, peuvent se montrer quelquefois après le travail de l'accouchement, elles sont du moins très-rares, on pourrait dire nulles, pendant la grossesse : c'est là un fait acquis et connu de tous les accoucheurs, qui s'explique du reste facilement par les données les plus élémentaires de la physiologie obstétricale.

Dans les phénomènes pathologiques dont nous nous occupons, la compression intra-pelvienne est directement mise en cause; c'est elle qu'il faut étudier, en établissant les conditions normales de son existence et de son développement.

Pendant que s'accomplit le travail de l'accouchement, des nombreux organes que renferme le bassin, les uns doivent exercer une certaine compression, indispensable du reste à l'expulsion du fœtus; les autres doivent subir cette compression. Ces derniers, les plus nombreux, seront examinés tout à l'heure. Quant aux organes dont l'action combinée doit concourir au développement de la compression, ils sont au nombre de trois : l'*utérus*, la *tête fœtale* et le *bassin maternel*. Mais, comme leurs fonctions respectives sont quelque peu différentes au point de vue qui nous occupe, il vaut mieux, pour apprécier plus exactement la nature du rôle qui est dévolu à chacun d'eux dans ce cas particulier, les décomposer de la manière suivante en :

1° Un *agent* ou *puissance active* (contraction utérine) qui pousse; 2° un *corps* ou *instrument compresseur*, d'une forme donnée (tête fœtale), contre 3° un *point d'appui* ou *surface résistante* (bassin maternel). Enfin, on étudiera à part les *organes exposés à la compression*. Voilà la question ramenée en quelque sorte aux éléments d'un problème de mécanique.

1° *Utérus.*

C'est aux contractions utérines, seules ou aidées des muscles abdominaux, qu'on doit rapporter, pendant le travail de l'accouchement, tout le rôle actif dans la compression des organes pelviens. Ce sont elles qui poussent la tête fœtale contre les différents points de la surface du bassin avec une énergie proportionnée aux obstacles à vaincre. Elles sont, pour ainsi dire, la condition essentielle du traumatisme. Supprimez les contractions utérines, supposez l'utérus au repos, comme dans la grossesse, et vous n'aurez plus qu'une compression insignifiante des parties molles intra-pelviennes par une masse inerte qui est la matrice chargée du produit de la conception.

2° *Tête du fœtus.*

C'est la tête du fœtus, avons-nous dit, qui, poussée par les contractions utérines, en transmet forcément les effets aux organes voisins, et représente l'instrument compresseur. En effet, de toutes les parties du fœtus, l'extrémité céphalique est celle qui se prête le mieux à ce rôle; elle est la plus pesante, la plus volumineuse, la plus régulière, la plus résistante, celle enfin qui est le mieux appropriée à la forme du bassin : ces deux surfaces osseuses qui se correspondent assez exactement, tendent, sous l'influence des contractions utérines, à s'adapter mutuellement, à se rapprocher l'une de l'autre le plus intimement possible, ne laissant aux parties molles interposées qu'un espace de plus en plus restreint et souvent insuffisant.

3° *Bassin.*

C'est le bassin qui représente la surface dure et résistante contre laquelle viendront s'exercer les efforts de la tête fœtale poussée par l'utérus : c'est le bassin qui fournira le point d'appui nécessaire à la compression. Mais, à cet égard, comme à tant d'autres déjà, il y a une distinction importante à établir entre le grand et le petit bassin que nous allons successivement examiner au point de vue qui nous occupe, sans entrer du reste dans des détails anatomiques que tout le monde connaît.

A. *Grand bassin.* — Avec sa paroi antérieure musculaire et extensible, le grand bassin présente une amplitude bien supérieure à celle de l'excavation pelvienne; de là, plus d'espace pour les organes, pas de rapport trop intime et forcé entre la tumeur utérine et les viscères voisins, qui, jouissant du reste d'une certaine mobilité relative, peuvent se déplacer plus facilement. En outre, la lenteur régulière qui préside au développement de l'utérus permet aux organes de s'habituer peu à peu à une compression progressive qui, malgré sa durée, ne sera pas trop à redouter pour eux, ainsi que nous l'avons dit plus haut.

Dans le grand bassin, les nerfs sont moins nombreux et moins importants que dans l'excavation pelvienne : enfin, mentionnons la présence du liquide amniotique, destiné sans doute avant tout à protéger le fœtus, mais par cela même, protégeant en même temps contre lui les organes voisins, toutes conditions contraires au développement d'une compression dangereuse.

B. *Petit bassin*. — Dans le petit bassin, nous trouvons des parois osseuses à peu près complètes, inefficacement matelassées par des couches musculaires peu épaisses, parois à peine interrompues par quelques trous ou échancrures peu considérables. L'étendue de l'excavation pelvienne est à peine suffisante à la tête fœtale, qui doit prendre, sur l'espace assigné aux différents viscères, la place indispensable à son évolution. De là un amoindrissement et une compression inévitables que doivent subir les parties molles, par le fait de leur contact intime et prolongé avec une tumeur dure, résistante, et poussée par une force énergique.

De plus, les viscères de l'excavation pelvienne, vessie, rectum, nerfs sacrés, sont plus nombreux, plus importants, moins mobiles que ceux que renferme le grand bassin. Ajoutons à cela que, le plus souvent, à l'époque du travail où la compression atteint son maximum d'intensité, les eaux amniotiques sont déjà écoulées, et que la tête fœtale s'applique presque à nu contre les parois pelviennes. Enfin, nous avons à peine besoin de rappeler que le petit bassin est le théâtre presque exclusif de tous les phénomènes normaux, comme presque toutes les complications et accidents du travail, dont le traumatisme retentira plus ou moins sur les organes exposés à la compression.

4° *Organes exposés à la compression.*

Voyons maintenant quels sont les principaux organes menacés par la compression, quels que soient du reste l'agent et l'intensité de cette dernière. Ces organes sont assez nombreux, et nous allons les passer successivement en revue.

1° *Tête fœtale.* — Instrument de compression des parties molles, elle se comprime elle-même à son tour, pendant le travail, contre l'anneau osseux et inextensible formé par le bassin, dans lequel elle doit s'engager pour effectuer sa sortie. Le chevauchement des os de la voûte, l'effacement partiel des sutures et de la fontanelle postérieure, en un mot l'amoindrissement et la réduction de la tête, sont des preuves bien connues de la compression à laquelle est soumise l'extrémité céphalique.

2° Le *bassin*, contre lequel la tête du fœtus vient presser avec toute la force qu'elle a reçue de la contraction utérine, doit aussi subir une compression dont les effets passent le plus souvent inaperçus, car les ligaments qui unissent entre elles les pièces du bassin, quelque ramollis qu'ils soient par le fait de la grossesse, sont trop résistants pour permettre un écartement sensible des surfaces articulaires ; ce n'est que dans des cas très-exceptionnels, sous l'influence d'un traumatisme porté à un haut degré, qu'on voit survenir la rupture des symphyses.

3° Les *muscles du périnée* sont le plus souvent violemment froissés, contusionnés, distendus pendant le travail de l'accouchement.

4° Les *vaisseaux hypogastriques*, les veines surtout, sont quelquefois comprimés pendant la grossesse, et l'on voit survenir alors des varices aux membres inférieurs, des hémorrhoïdes, etc.

5° La *vessie* et le *rectum* peuvent être comprimés aussi bien dans la grossesse que pendant le travail de l'accouchement, à la suite duquel on observe quelquefois des paralysies traumatiques temporaires de ces réservoirs.

6° *Nerfs.* — Ce sont les organes qui méritent le plus d'arrêter notre attention, puisque c'est à leur compression, par la tête ou l'instrument, que sont liées les paralysies traumatiques que nous étudions en ce moment.

Les nerfs intra-pelviens sont très-nombreux ; aussi, pour ne pas perdre de temps en descriptions inutiles, nous ne parlerons que de ceux de ces nerfs qui, par leur situation anatomique, sont exposés à cet accident. Ainsi, nous laissons de côté le plexus lombaire et ses rameaux collatéraux, qui échappent à la compression, pour nous arrêter à ses trois branches terminales.

A. *Le lombo-sacré.* — On ne peut en parler qu'à propos du plexus sacré avec lequel il s'unit intimement.

B. Le *crural* semble, au premier abord, suffisamment protégé par le muscle psoas; pourtant, c'est à sa compression par la tête fœtale qu'on doit attribuer les crampes passagères que les femmes ressentent pendant le travail, à la partie antérieure des cuisses. « Dans le commencement (du travail), dit Burns, le nerf crural antérieur et les nerfs qui le forment peuvent être irrités ou excités, et produire de la douleur dans la partie antérieure de la cuisse (1). » Quoi qu'il en soit, cette compression du nerf crural se réduit à peu de chose, et lorsqu'elle intéresse ce nerf, ce doit être tout près de son passage au-dessus de l'arcade fémorale, alors que, devenant plus superficiel, il abandonne la gouttière formée par l'interstice des muscles psoas et iliaque.

C. Le *nerf obturateur* peut être facilement comprimé par la tête fœtale dans cette partie de son trajet où il côtoie le détroit supérieur, avant de s'engager dans la gouttière du trou sous-pubien. C'est à la compression éprouvée par ce nerf, qu'on doit rapporter les vives douleurs et les crampes qu'on observe à la partie interne des cuisses, pendant le travail de l'accouchement.

Les branches nerveuses dont nous venons de parler sont plus particulièrement en rapport avec le

_____

(1) Burns, *Traité d'accouch.*, p. 14.

grand bassin, et les troubles mécaniques passagers, dont elles peuvent être le siége, se manifestent de préférence à la fin de la grossesse ou au début du travail de l'accouchement.

Si nous pénétrons maintenant dans l'excavation pelvienne, nous nous trouvons en face d'un plexus volumineux et très-important, le plexus sacré, dont le principal intérêt se résume pour nous dans la branche terminale, le grand nerf sciatique.

D. Le *grand nerf sciatique*, incomplétement protégé contre le traumatisme puerpéral, est forcément comprimé dans presque tous les accouchements, mais à des degrés variables. Le plus souvent, dans les cas ordinaires, et à la fin du travail, on observe des crampes dans les mollets et les orteils, et tout rentre dans l'ordre, dès que la tête a franchi l'anneau périnéal : mais, si le tronc nerveux est trop longtemps ou trop fortement comprimé, contusionné par la tête du fœtus ou l'instrument destiné à l'extraire, des troubles souvent sérieux et durables, et même de véritables paralysies, pourront survenir dans la portion des membres inférieurs où se distribuent les branches terminales du nerf.

E. L'excavation pelvienne renferme encore des plexus importants d'où partent les nerfs vaso-moteurs destinés aux différents viscères de la région : nous ne ferons qu'indiquer en passant, et comme une simple vue de l'esprit, l'influence que pourraient exercer le traumatisme et la paralysie consécutive de ces filets nerveux mixtes sur le développement des congestions ou des inflammations qui frappent les organes génitaux internes pendant les suites de couches compliquées.

5° *Moyens de protection des parties molles intra-pelviennes*. — Nous venons de voir, d'une manière générale, dans quelles conditions et dans quelle mesure peuvent être comprimées les parties molles contenues dans le bassin : examinons maintenant les moyens de protection qu'elles possèdent.

On conçoit, avant tout, qu'un travail physiologique exempt de complications, pendant lequel la tête ne séjournera pas trop longtemps dans le petit bassin, n'exigeant pas d'ailleurs l'intervention chirurgicale, puisse se terminer sans donner lieu à des phénomènes appréciables de compression, et c'est là ce qui se passe dans l'immense majorité des cas.

Ce qui, en outre, rend compte de l'extrême rareté des accidents que nous étudions, ce sont les circonstances anatomiques suivantes, pour ne citer que les principales : la présence de l'*angle sacro-vertébral*, dont la saillie en éperon contribue puissamment à détourner et à atténuer les pressions qui s'exerceraient dans les gouttières sacrées ; puis, l'existence des *grandes échancrures sciatiques*, dont bénéficient surtout les nerfs de ce nom. Enfin, les plexus sacrés, dont l'intégrité est si indispensable aux fonctions des membres inférieurs, s'étalent sur la paroi postérieure de l'excavation pelvienne, tandis que l'inclinaison des plans et des axes du bassin dirige contre la paroi antérieure, sur la symphyse pubienne, les principaux efforts et la plus grande pression de la tête fœtale.

CHAPITRE IV.

Dans les cinq observations que nous rapportons
dans le chapitre suivant, les paralysies des membres inférieurs ont été évidemment la conséquence
de la compression plus ou moins violente, du traumatisme que le nerf sciatique a éprouvés de la part
de la tête ou de l'instrument introduit pour faciliter
sa sortie. Mais tous les accouchements laborieux,
et malheureusement ils ne sont pas rares, n'en-
traînent pas après eux de semblables suites, et
pourtant il n'en est à peu près aucun où, à des
degrés variables, la compression et le traumatisme
fassent complétement défaut. Pourquoi donc tel
accouchement est-il suivi de paralysie, de préférence à tel autre qui a été souvent beaucoup plus
prolongé et laborieux? Pourquoi dans les circonstances où on observe des déchirures du périnée,
des mortifications des parties molles, la rupture
des symphyses, ne voit-on pas survenir plutôt des
lésions du plexus sacré et des paralysies traumatiques consécutives? A toutes ces questions, il nous
est actuellement assez difficile de donner une ré-
ponse satisfaisante, et nous avouons que les conditions du problème ainsi posé échappent à notre
observation : tout au plus, aurions-nous le droit
d'invoquer, pour expliquer la rareté de ces paralysies, l'influence de certaines conditions anatomiques favorables à l'intégrité des nerfs sciatiques

et dont nous avons dit quelques mots dans le chapitre précédent.

Mais alors, on nous demanderait pourquoi ces moyens spéciaux de protection sont devenus impuissants dans certains cas, comme par exemple dans les observations que nous rapportons. Peut-être, pourrions-nous dire que, dans les accouchements laborieux et prolongés, la tête du fœtus, pendant une grande partie de la durée du travail, est retenue au niveau du détroit supérieur, et par conséquent au-dessus des plexus sacrés, et que, l'engagement une fois accompli, les autres temps se terminent assez vite dans l'excavation, pour qu'il n'y ait pas de compression grave des nerfs. Mais, si nous devons être réservé sur ce point, nous pouvons du moins, en nous maintenant dans des termes plus généraux, affirmer nettement que, dans les observations de paralysie traumatique puerpérale que nous avons décrites, il y a une relation évidente, facile à saisir et bien démontrée pour nous, une relation de cause à effet entre la paralysie d'une part, et de l'autre le traumatisme, la compression qu'ont eu à supporter pendant le travail les troncs nerveux qui se rendent aux membres intéressés. L'influence déterminante de la compression une fois admise, ce qu'il faut examiner maintenant, c'est la part qui en revient aux deux seuls agents qu'on puisse incriminer; en d'autres termes : *le plexus sacré (ou le nerf sciatique) est-il lésé par la tête du fœtus ou par le forceps?*

C'est là le point difficile qu'il s'agit de résoudre : certainement nous savons que la tête fœtale peut facilement comprimer les plexus nerveux de l'excavation : nous l'avons déjà dit tout à l'heure assez longuement pour n'y pas revenir, et nous en avons la preuve expérimentale dans les crampes si fréquentes qu'on remarque aux membres inférieurs avant ou pendant le travail de l'accouchement. Mais un instrument ne peut-il pas produire le même résultat et comprimer aussi bien que la tête du fœtus ? Dans les cinq observations que nous produisons plus loin, l'accouchement a dû être chaque fois terminé au moyen du forceps ; dans un cas même (obs. III), on n'a pas craint d'avoir recours à cinq applications successives qui ont fini par fracturer le crâne. On conçoit que si des paralysies des membres inférieurs se montrent après de semblables manœuvres, il est bien difficile de ne pas en attribuer l'origine à l'action de l'instrument.

Il faudrait, pour éclairer la question, avoir des faits où la paralysie se fût produite en dehors de toute intervention de l'art, par la seule influence de l'accouchement ; mais, malgré nos recherches, nous n'avons pas trouvé de cas de ce genre, et on verra que nos observations semblent on ne peut plus concluantes en faveur du forceps.

Pourtant, dans les obs. I, II et IV, les malades ont ressenti, pendant l'accouchement et avant que l'instrument fût appliqué, des crampes, des douleurs plus ou moins vives, de l'engourdissement dans le membre qui devait être frappé de paralysie : et assurément ces phénomènes de compression ne pouvaient être causés que par la tête du fœtus ; mais, d'un autre côté, dans la même obs. IV et surtout dans l'obs. III, on a noté l'exaspération très-marquée des douleurs du membre pelvien pendant la durée des manœuvres instrumentales : ce second fait, tout en faveur du forceps, vient à l'encontre du premier, et laisse la question indécise.

Nous ne saurions donc, dans les cas de paralysie que nous avons rapportés, attribuer à la tête du fœtus le principal rôle, et exclure le forceps de toute participation dans le traumatisme des nerfs sacrés ; la plus grande réserve nous est imposée sur ce point par l'examen des faits cliniques.

L'influence de l'instrument une fois admise, il importe de s'expliquer un peu sur son mode d'action.

Toute application de forceps comporte, ainsi qu'on le sait, deux temps principaux : *l'introduction des branches et l'extraction* (c'est à dessein que nous laissons de côté le temps intermédiaire de *l'articulation*).

Il nous semble bien difficile que les cuillers de l'instrument, à moins d'être poussées violemment en arrière, et comme à dessein par une main maladroite, puissent, dans ce premier temps de la manœuvre, aller heurter et contusionner les nerfs sacrés ; d'ailleurs ne voyons-nous pas que, dans l'observation III, où les détails de l'accouchement ont été consignés avec beaucoup de soin, l'introduction des branches, bien que pratiquée à plusieurs reprises, n'a jamais réveillé de douleurs, ni dans le bassin, ni dans la jambe ; tandis que (obs. 3

et 4) les *tractions* exercées sur la tête, à l'aide de l'instrument, ont déterminé dans toute l'étendue du membre pelvien des douleurs soudaines extrêmement vives, qui n'ont cessé qu'avec la fin des manœuvres.

C'est donc pendant l'*extraction* que la compression des nerfs sacrés est le plus considérable, et le fait peut s'interpréter, selon nous, de deux manières différentes :

Ou bien on peut penser que les extrémités des cuillers dépassent un peu en arrière le niveau de la tête, à la surface de laquelle elles font saillie, et que, dans les mouvements de latéralité destinés à faciliter l'engagement, ainsi que dans le mouvement de bascule causé par l'élévation des branches qui se rapprochent de l'abdomen, ces cuillers vont appuyer plus ou moins fortement sur la paroi postérieure de l'excavation, contre les échancrures sciatiques; ou bien, sans invoquer le contact direct de l'instrument avec les nerfs, ne peut-on pas admettre que, pendant les manœuvres d'extraction, la compression si énergique qui s'exerce sur les plexus sacrés résulte d'un engagement plus complet de la tête du fœtus, poussée dans l'excavation par les efforts combinés de l'utérus et surtout de l'accoucheur? Nous croyons ces deux manières de voir également fondées.

Il faut aussi tenir compte de la façon dont on a procédé aux manœuvres instrumentales, et cette considération mérite de trouver sa place. Dans l'observation III, il y a eu cinq applications successives de forceps, qui, selon M. Jacquemier, n'ont pas été faites dans toutes les règles de l'art, puisque cet éminent accoucheur a trouvé, en arrivant, la tête du fœtus fracturée sur plusieurs points. Dans l'observation IV, la sage-femme, avant d'appliquer elle-même le forceps, s'était livrée à des manœuvres manuelles préliminaires qui avaient duré environ deux heures. Dans l'observation XLIV, de paraplégie traumatique citée par M. Imbert-Gourbeyre d'après Schappmann, il est dit que l'accouchement, déjà difficile, « fut aggravé par les manœuvres imprudentes d'une sage-femme ivre » (1).

C'est donc là une circonstance possible dont il faut également tenir compte.

A présent que nous connaissons les deux agents de la compression et du traumatisme des nerfs sacrés, nous devons parler de quelques autres circonstances, dont l'intervention joue un certain rôle dans la production des accidents que nous étudions.

1° *Influence de la présentation et de la position.* — Dans les observations que nous rapportons, et dans quelques autres moins complètes que nous n'avons pas reproduites, on voit qu'on avait affaire à des présentations du sommet. Nous savons en effet déjà que c'est la tête du fœtus qui se prête le mieux à la compression des parties molles intra-pelviennes, et, du reste, il n'était pas besoin de faire mention de cette présentation ; le forceps, dont l'intervention a été nécessaire dans tous les cas, suffit assez à l'indiquer.

(1) Imbert-Gourbeyre. mém. cité, p. 66.

Quant à la position, elle n'a pu être notée que dans l'observation III, où il s'agissait d'une occipito-iliaque gauche antérieure; elle n'est pas mentionnée dans les autres, et pourtant il ne serait pas indifférent de savoir si les positions avaient été occipito-postérieures (2me et 4me), car ces dernières, outre qu'elles prolongent le plus souvent la durée de l'accouchement, doivent favoriser davantage la compression des nerfs, et rendent plus laborieuse l'application de l'instrument. Dans deux cas dont parle Cazeaux, où la position était diagonale gauche postérieure, le dégagement fut très-difficile. « L'occiput avait exercé une si violente compression sur le plexus sciatique, que les deux malades ressentirent longtemps après une douleur des plus vives dans le trajet du nerf sciatique, et l'une d'elles ne *put marcher qu'après plus d'une année* » (1).

2° *Influence de la durée du travail.* — C'est là aussi une condition importante à noter; c'est une cause prédisposante au premier chef: car, dans un accouchement prolongé, outre que la tête du fœtus reste plus longtemps en contact avec les nerfs de l'excavation, l'intervention de l'art est le plus souvent nécessaire pour mettre fin au travail.

Dans nos observations, cette durée de l'accouchement a été assez longue. Le travail a duré douze heures dans l'observation Ire; trente-quatre heures dans l'observation V^{e}; deux jours dans l'observation IIIe, et enfin trois jours, dans l'obser-

(1) Cazeaux, *Accouch.*, 7ᵉ édit., p. 1016.

vation IV. Les conséquences d'un pareil état de choses s'apprécient facilement.

3° *Influence des dimensions relatives du bassin et de la tête fœtale.* — Encore une donnée qu'il serait bien intéressant de connaître ; à priori on comprend facilement que plus le bassin sera étroit et la tête volumineuse, plus (dans une certaine mesure) la compression sera à redouter, d'autant mieux que cette disproportion entre les diamètres maternels et les diamètres fœtaux aura pour résultat principal de commander l'intervention de l'art et de prolonger la durée de l'accouchement. Aussi, considérée à ce point de vue, cette dernière circonstance pathogénique rentre-t-elle implicitement dans la précédente, ainsi que quelques autres dont nous ne parlerons pas (inertie utérine, insuffisance des contractions, tumeurs, etc.), qui toutes ont pour résultat commun de ralentir le travail et de prolonger sa durée.

Pour résumer cette courte étude pathogénique, nous dirons que la *tête du fœtus* et le *forceps* interviennent au même titre et agissent de concert, dans la compression et le traumatisme des nerfs sciatiques ; et que c'est pendant les manœuvres d'*extraction* que ce danger est surtout à craindre. En outre, certaines circonstances accessoires qui interviennent comme causes prédisposantes, telles que la *durée du travail,* les *positions postérieures,* la disproportion entre le bassin et la tête, jouent encore un certain rôle dans l'étiologie des accidents.

CHAPITRE V.

OBSERVATIONS DE PARALYSIES TRAUMATIQUES DES MEMBRES
INFÉRIEURS, CONSÉCUTIVES A L'ACCOUCHEMENT.

OBSERVATION Ire.

(Observation empruntée à l'ouvrage de Fl. Churchill, qui l'a tirée
du livre de Romberg, *Lehrbuch der Nervenkrankheiten ;* Ber-
lin, 1857.)

Paralysie de la jambe gauche.

« Au mois de février 1851, une femme âgée de
33 ans, vint à la Polyclinique. Le 25 janvier, elle était
accouchée au moyen du forceps de son troisième
enfant, après un travail pénible qui avait déjà duré
douze heures. Pendant l'accouchement, elle s'était
plainte de crampes dans la jambe gauche. Les
jours suivants, après qu'elle eut quitté le lit, elle
se plaignit encore de lassitude, de difficulté à marcher, et il lui semblait que son pied gauche était
moins sensible. L'examen montra que la sensibilité
était normale dans la jambe et la cuisse gauches ;
mais elle était moindre sur le dos et la plante du
pied du même côté : la malade ne sentait que très-
imparfaitement lorsqu'on promenait la main sur
ces points. Elle ne sentait pas non plus le sol lorsqu'elle posait le pied à terre. La diminution dans
la motilité était visible, parce que la malade traî-

nait la jambe en marchant et qu'elle exécutait difficilement les mouvements qu'elle voulait faire. Les veines étaient variqueuses et l'utérus était en prolapsus. On prescrivit un purgatif, on fit des frictions avec l'essence de térébenthine, on administra ensuite l'extrait alcoolique de noix vomique à la dose d'un demi-grain bientôt élevée à un grain, trois fois par jour. Le résultat fut des plus satisfaisants : la sensibilité et le mouvement revinrent complétement, et la malade quitta l'hôpital entièrement guérie, le 3 mars. »

Ce fait est bien justiciable du traumatisme, et c'est aussi l'avis de Fl. Churchill et de M. Jaccoud, qui l'ont reproduit à ce titre. Le prolapsus utérin n'infirme en aucune façon la valeur de l'observation, car il n'existe pas ici comme cause, mais comme complication de la paralysie, et il a vraisemblablement aussi la même origine que cette dernière.

Observation II.

(Observation reproduite analytiquement par M. Jaccoud, dans son livre *des Paraplégies et ataxie du mouvement*, auquel nous l'avons empruntée, p. 291.)

Paralysie incomplète de la jambe gauche.

« Chez une autre malade, le forceps aussi a été nécessaire, mais quatre heures avant qu'on en fît usage, la malade se plaignit d'un engourdissement dans la jambe gauche, lequel fut bientôt remplacé

par des douleurs violentes sur le trajet du nerf sciatique. La compression subie par les nerfs ne donna
lieu, pendant quelques jours, qu'à ces troubles de
sensibilité; mais bientôt il s'y joignit une paralysie
des muscles qui meuvent les orteils, avec une anes-
thésie totale du pied et de la jambe. Quoique incomplète, l'analyse symptomatique est suffisante pour
nous montrer que les phénomènes de paralysie
étaient bornés à la sphère du nerf sciatique. »

OBSERVATION III.

(Cette observation a été rédigée à l'aide des renseignements et des
notes que MM. les Drs Jacquemier et Château ont eu l'extrême
obligeance de nous communiquer.)

Paralysie traumatique et persistante de la jambe et du pied
gauches, consécutive à un accouchement laborieux et prolongé.

Mme X....., âgée de 34 ans, d'un tempérament
lymphatique, déjà chargée d'embonpoint, devient
enceinte au mois de janvier 1865, après quatre mois
de mariage. Peu d'aptitude à la marche pendant la
grossesse. Pas de trace de rachitisme. Bassin régulièrement conformé, mais rendu quelque peu
étroit par une certaine brièveté des os et l'épaisseur
des parties molles.

Les premières douleurs de l'accouchement à
terme se sont manifestées dans la matinée du
28 septembre 1865. Peu actives pendant la journée,
elles ont pris de l'intensité, surtout pendant la nuit.
Elles étaient accompagnées de vomissements fré-
quents et d'un état de suffocation assez prononcé.

Dans la matinée du 29, la dilatation était à peu près complète; mais la tête, qui s'était présentée en première position, restait presque transversale, immobile, sans aucune tendance à la rotation, malgré tous les efforts de la malade. L'impuissance de la nature semblait manifeste.

A cinq heures du soir, le médecin de la famille se décida à tenter une application de forceps : les deux branches sont successivement introduites, sans causer trop de douleur; mais, dès les premières tractions essayées pour engager la tête, la malade ressentit une douleur extrêmement vive, fulgurante dans toute l'étendue du membre inférieur gauche, depuis la hanche jusqu'au pied, comme si on lui avait tordu ou arraché la jambe. Le forceps, qui probablement avait été appliqué d'une manière irrégulière, lâcha prise brusquement, sans avoir changé la position de la tête. Quatre autres tentatives prolongées n'eurent pas plus de succès : l'instrument glissa chaque fois. Comme dans la première épreuve, l'introduction était facile et peu sensible pour la malade. Mais les efforts de traction ramenaient la douleur aussi atroce que la première fois. Après deux heures de repos accordées à Mme X....., on fit appeler M. Jacquemier, qui trouva la tête toujours dans la même position quasi-transversale dont elle n'avait pas bougé, mais les os du crâne avaient subi plusieurs fractures, et la mort du fœtus n'était pas douteuse. Tenant compte de cette dernière circonstance, de la difficulté que présentait une application régulière du forceps et de la crainte que la vue de l'instrument inspirait à la malade, M. Jacquemier ouvrit largement le crâne, évacua la matière cérébrale et put ainsi faire descendre la tête, en lui donnant en même temps une meilleure direction. Dès ce moment, la femme joignant ses efforts à ceux de l'accoucheur, l'extraction, quoique un peu longue, n'offrit pas de difficulté sérieuse, et surtout les douleurs du membre pelvien gauche ne se reproduisirent plus.

Après l'accouchement, on ne constate pas de lésions aux parties génitales externes. Pendant les deux à trois jours qui suivent, on observe de la fatigue, de l'abattement, un peu de fréquence du pouls. Vers le onzième jour, la cuisse droite est prise d'une phlegmatia alba dolens modérée, qui trois semaines après envahit à son tour la cuisse gauche; mais ce n'est qu'en plaçant un bandage roulé sur le membre dont l'engorgement est en voie de résotion, qu'on s'aperçoit (plus d'un mois après l'accouchement) que le pied est immobile et dans l'extension forcée. Néanmoins, la malade affirme que le fait existait déjà au moment où elle avait été transportée de son lit de misère, et qu'elle l'avait fait remarquer sans qu'on y fît attention : outre qu'elle ressentait un peu de douleur et d'engourdissement à la partie inférieure de la jambe, elle s'était bien aperçue que son pied n'était pas dans sa situation habituelle.

Le 4 décembre, la malade a pu se lever pour la première fois sur une chaise longue, mais l'état de paralysie de la jambe et du pied gauches rendait la marche impossible. Ce n'est que le 1ᵉʳ février 1866 que Mᵐᵉ X..... fut montrée à M. Nélaton, qui la confia aux soins éclairés de M. le Dʳ Château.

Voici d'après les renseignements que nous tenons de ce médecin l'état dans lequel se trouvait la malade au mois de mars 1866, c'est-à-dire cinq mois après l'accouchement :

Mᵐᵉ X..... n'est pas sortie de son appartement depuis ses couches ; elle ne peut passer d'une pièce à une autre qu'avec le secours d'une chaise basse à roulettes, sur laquelle elle appuie le genou gauche, comme sur une béquille à quatre pieds. La jambe droite est parfaitement saine.

A la cuisse gauche, les muscles ont conservé intactes leur sensibilité et leur contractilité électriques. Les mouvements d'extension et de flexion de la cuisse sur le bassin s'exécutent facilement.

La jambe et le pied gauches présentent de l'œdème particulièrement au niveau des malléoles.

Le pied est dans la plus grande extension possible et sa direction est presque en ligne droite avec celle de la jambe. En le prenant avec les deux mains, on le ramène assez facilement à angle droit, mais il revient immédiatement à l'extension dès que la main l'abandonne. Le gros orteil est porté en dedans.

Dans les mouvements qu'on imprime au pied et à la jambe, aucun muscle ne se contracte, aucun tendon ne fait saillie. Il n'y a que les mouvements de flexion et d'extension de la jambe sur la cuisse que la malade exécute assez facilement, les muscles fémoraux ayant conservé leur intégrité.

La contractilité électro-musculaire est nulle, aussi bien en avant qu'en arrière, depuis le pied jusqu'au creux poplité. La sensibilité est diminuée dans les mêmes régions.

D'après tous ces signes, M. le Dr Château diagnostiqua une paralysie de la jambe et du pied gauche, consécutive au traumatisme du nerf sciatique pendant l'accouchement précédent.

Comme à cé moment, la malade était encore sous l'influence de crises nerveuses (non hystériques) qui se renouvelaient deux à trois fois par semaine, on dut ajourner au mois d'avril suivant l'emploi thérapeutique de l'électricité conseillée par M. Nélaton. Les séances eurent lieu deux fois par semaine, puis trois fois pendant les mois de mai et juin.

En même temps, dans le but de ramener et de maintenir le pied dans sa position normale, M. le Dr Château fit construire par M. Mathieu un petit appareil qui permit à la malade de marcher dans son appartement sans le secours de sa chaise à roulettes, et au bout d'un mois, madame X.... pouvait descendre ses cinq étages et faire quelques pas dans la rue. Le pied avait recouvré presque complétement sa position et sa direction normales.

Au mois de juillet, la malade fut envoyée aux eaux de Bourbonne-les-Bains où elle fit une saison complète dont elle éprouva de bons effets.

L'électricité ne fut reprise qu'au mois de novembre suivant et continuée sans interruption.

Actuellement, Mme X.... est encore en traitement, mais son état est très-amélioré. L'appareil orthopédique a été laissé de côté depuis le mois d'octobre 1866. La marche est devenue possible, non-seulement dans l'appartement, mais au dehors. L'œdème a complétement disparu.

La contractilité électrique est revenue complétement dans les muscles du mollet et en partie dans ceux de la région jambière antérieure. Les muscles de la région externe, particulièrement les péroniers, commencent aussi à se contracter un peu, et, à chaque séance, la tension, le tiraillement qui s'exercent à la face plantaire sur le trajet du tendon du long péronier latéral, sont parfaitement perçus par la malade.

Les muscles propres du pied ne sont pas encore sensibles à la faradisation. Néanmoins, et sous l'influence des contractions du long fléchisseur commun, on observe des mouvements dans les quatre derniers orteils, mais le gros orteil est toujours immobile.

En résumé, la contractilité a déjà reparu plus ou moins complétement dans un certain nombre de muscles, et M. le Dr Château ne désespère pas d'obtenir, dans plus ou moins de temps, le retour complet des mouvements de la jambe et du pied.

Parmi les points intéressants que présente cette observation, nous ferons remarquer surtout la liaison frappante de la paralysie de la jambe et du pied gauches avec les vives douleurs que la malade a éprouvées sur le trajet du nerf sciatique correspondant pendant les applications successives du forceps. Ce traumatisme renferme toute l'étiologie des acci dents qui, dans ce cas particulier, et malgré l'emploi d'un traitement rationnel, ont persisté plus d'une année. Enfin, nous signalerons les excellents résultats que M. le Dʳ Château a retirés de la faradisation persévérante des muscles frappés de paralysie.

Observation IV

(Observation recueillie par notre ami le Dʳ Horand fils, qui a bien voulu nous la communiquer.)

Fistule vésico-vaginale et paralysie avec atrophie du membre pelvien droit, consécutives à un accouchement laborieux.

Rosalie R...., âgée de 33 ans, née à Proveyzieux (Ain), entre le 11 juillet 1864, à l'Hôtel-Dieu de Lyon, salle Sainte-Anne n° 8 (service de M. Desgranges).

Cette femme est forte, bien conformée, d'un tempérament lymphatico-sanguin, possédant un embonpoint assez prononcé. Elle a été réglée à 17 ans. A partir de cette époque, la menstruation a toujours été régulière jusqu'à sa grossesse, irrégulière depuis l'accouchement.

Elle s'est mariée le 5 mai 1863 et elle a accouché le 4 mai 1864. La grossesse avait été bonne, accompagnée seulement d'œdème autour des malléoles droites. Les mouvements de l'enfant se faisaient sentir principalement à gauche. L'accouchement eut lieu à terme. L'enfant se présenta par la tête. Les grosses douleurs durèrent trois jours, et, le dernier jour surtout, la malade ressentit dans le membre pelvien droit des douleurs assez vives pour nécessiter l'emploi de frictions calmantes. Les souffrances étaient moindres au lit que dans la station debout.

La sage-femme, après avoir vainement essayé de terminer l'accouchement avec la main seule, au moyen de manœuvres qui durèrent deux heures environ, fit elle-même une application de forceps. A ce moment, les douleurs du membre pelvien augmentèrent d'intensité, mais, aussitôt après la sortie du fœtus, la malade fut considérablement soulagée et il ne resta plus que de l'engourdissement qui persiste encore.

Les suites de l'accouchement furent assez simples quant à l'état général ; mais huit jours après, la malade commença à perdre involontairement ses urines, et peu à peu survint l'amaigrissement du membre pelvien droit, avec gêne dans les mouvements des orteils.

Avant d'entrer dans la salle Sainte-Anne, la malade resta un mois environ dans la salle Sainte-Marthe, où elle fut électrisée huit fois.

A son entrée dans notre service, voici ce que nous avons constaté : amaigrissement de tout le membre pelvien droit. De ce côté, la cuisse et la jambe ont *deux centimètres* de moins en circonférence, que du côté sain. Chute du pied. Immobilité des orteils, et principalement du gros orteil qui accroche les draps du lit, comme la malade le dit elle-même. Pas de douleurs vives, simple engourdissement. Calorification à peu près normale. Gêne de la marche par suite de la chute du pied. La contractilité électro-musculaire persiste, mais elle est notablement diminuée. Bon état général, constipation. Perte involontaire des urines, résultat d'une fistule située dans le cul-de-sac vaginal antérieur, sur la cloison vésico-vaginale, et entourée de brides cicatricielles. Erythème de la vulve, des fesses et de la partie supéro-interne des cuisses.

Le 22 juillet, on commença à électriser le membre malade et l'on ne cessa que le 12 septembre, à cause de l'apparition des règles. L'électrisation fut faite régulièrement tous les jours une fois, pendant cinq minutes environ, en promenant les pôles d'un appareil d'induction sur le trajet des nerfs. Sous l'influence de la faradisation, on voit les muscles se contracter et les orteils se mouvoir un peu. Après chaque séance, la malade marche plus facilement pendant quelques heures.

Le 16 septembre, on prescrit à la malade une purgation; les règles ont cessé depuis la veille, et le 17, on pratique l'opération de la fistule vésico-vaginale, en suivant les préceptes du procédé américain, et en employant la glace et la suture moniliforme. Cette opération est d'une difficulté extrême, à cause de la profondeur à laquelle est située la fistule. Un instant, on est sur le point d'y renoncer; enfin, on parvient à placer trois points de suture, mais on compte peu sur le succès. Une sonde est placée à demeure dans la vessie.

Les suites de l'opération sont simples : fièvre légère; matin et soir on change la sonde.

Le 24 septembre, on enlève la suture; le résultat de l'opération est nul. Le lendemain, on prescrit un lavement pour favoriser l'évacuation des matières fécales qui n'a pas eu lieu depuis l'opération. En même temps, on cherche à relever les forces par un régime convenable.

Le 17 octobre, la malade sort de l'Hôtel-Dieu. Elle n'a obtenu aucune amélioration au point de vue de la fistule. Elle continue à perdre ses urines, comme précédemment; mais elle a retiré de bons résultats de l'électrisation. Ainsi, elle marche plus facilement, et elle a recouvré en partie les mouvements du pied et des orteils. L'amaigrissement persiste toujours.

OBSERVATION V.

(Observation recueillie par nous dans le service de M. le Dr Laroyenne, chirurgien en chef désigné de la Charité de Lyon.)

Fistule vésico-vaginale et paralysie avec atrophie du membre pelvien gauche, consécutives à un accouchement laborieux. — Prédominance des accidents dans la sphère de distribution du sciatique poplité externe.

Léonie Colin, femme Caron, âgée de 22 ans, ménagère, domiciliée à Lyon, entre le 5 septembre 1866 à l'Hôtel-Dieu de Lyon, salle Saint-Paul n° 69, (service de M. Laroyenne).

Santé antérieure toujours bonne. — Pas de rhumatismes ni d'antécédents hystériques.

Cette jeune femme devint enceinte, pour la première fois, pendant l'été de 1865. Sa grossesse fut exempte de troubles ou de malaises quelconques ; pas d'anasarque, pas de modifications de l'innerva- tion ou de la circulation, mais un peu d'amaigris- sement. Jamais, pendant la durée de la gestation, de faiblesse ni de troubles de la sensibilité dans les membres inférieurs.

Le travail de l'accouchement commença le 15 décembre 1865, la femme étant à terme, et dura 34 *heures*. La sage-femme qui l'assistait dut faire appeler un médecin, et après une application de forceps assez simple, on retira un enfant volumi- neux, régulièrement conformé, mais privé de vie. La mort était récente et avait eu lieu pendant le travail. Durant cette période si laborieuse, la ma- lade ne ressentit, affirme-t-elle, rien autre chose dans les membres inférieurs qu'une lassitude très- marquée, mais pas de douleurs ni de crampes no- tables.

La délivrance fut normale, sans hémorrhagie considérable ; il n'y eut pas de convulsions.

Dès que l'accouchement fut complétement terminé et qu'elle fut mieux revenue au sentiment de sa situation, la malade ne sentit plus ses jambes qui étaient engourdies, inertes, comme mortes : puis survinrent de petits picotements et des élancements ; jamais de douleurs lombaires.

Au bout de huit jours environ, la sensibilité et le mouvement reparurent dans le membre droit, mais la jambe gauche resta flasque et paralysée ; la malade était obligée d'y porter les mains pour la soulever dans le lit. En même temps survint l'émission involontaire de l'urine par suite de la formation d'une fistule vésico-vaginale. Pendant plus de quinze jours après l'accouchement il n'y eut aucune selle.

Dès que la malade voulut se lever, il lui fut impossible de se tenir debout et de se livrer à la marche. La jambe gauche était complétement paralysée, mais les mouvements de la cuisse du même côté étaient encore possibles. La malade se fit admettre à l'Hôtel-Dieu, salle Sainte-Anne, vers le milieu de janvier 1866, c'est-à-dire un mois après l'accouchement, et y séjourna environ deux mois et demi, pour faire traiter sa fistule. Mais on dut forcément ajourner l'opération à une époque plus éloignée, et on se borna à lui prescrire des frictions excitantes sur la jambe gauche, qui déjà, à ce moment, était plus amaigrie que la droite.

Au sortir de la salle Sainte-Anne, il y avait une amélioration sensible. Le pied commençait à pouvoir s'appuyer à terre et la marche, quoique très-lente, était, à la rigueur, possible avec le secours d'une canne. La menstruation était revenue assez régulièrement.

Le 5 septembre 1866, cette malade rentre de nouveau à l'Hôtel-Dieu, salle Saint-Paul, service de M. Laroyenne, et c'est là que nous avons pu l'examiner facilement.

Cette jeune femme est de petite taille, maigre, d'un tempérament lymphatique.

. Les deux membres inférieurs sont notablement amaigris, comme du reste les autres parties du corps, mais le membre gauche l'est davantage que le droit. La mensuration de la circonférence au niveau du mollet donne à droite 24 centimètres et à gauche 21 centimètres seulement.

Dans le lit, l'attitude préférée par la malade est la demi-flexion de la jambe sur la cuisse, le pied dans l'extension, tombant immobile et inerte. On ne peut le fléchir qu'avec peine et incomplétement ; ce mouvement forcé provoque une tension douloureuse au niveau du creux poplité. Il semble que les muscles du mollet sont un peu contracturés par suite de l'habitude qu'a prise la malade d'appuyer à terre surtout la pointe de son pied. Lorsqu'elle veut se coucher, les orteils accrochent les draps du lit.

La marche possible, quoique très-pénible, ne s'accomplit qu'en boitant et en jetant la jambe ; presque tout le poids du corps porte sur l'extrémité antérieure du pied, et très-peu sur le talon.

La flexion spontanée du pied sur la jambe est impossible, à cause de la paralysie des muscles des régions antérieure et externe de la jambe et du dos du pied.

La sensibilité est moins nette que dans les parties correspondantes de la jambe droite, bien qu'au dire de la malade, il y ait eu déjà sur ce point une amélioration notable.

Absence de mouvements réflexes.

A l'état de repos, la malade ne ressent pas de douleurs, mais seulement parfois quelques légers fourmillements ; pendant la marche, la plante des pieds est le siége de picotements douloureux qui

se manifestent aussi à la partie supérieure du mollet, un peu en dehors, vers le point où le sciatique
poplité externe contourne la tête du péroné. Ces
douleurs apparaissent aussi dans le lit, lorsque la
malade tient un peu de temps la jambe étendue sur
la cuisse.

La jambe gauche est plus froide que la droite, et
cela d'une manière constante, appréciable aussi
bien pour la malade que pour l'observateur.

Exploration électrique. — Le même courant, difficilement supporté, qui détermine dans le membre
inférieure droit et dans la cuisse gauche des sou-
bresauts musculaires assez vifs et étendus, ne provoque pas de contractions dans toute l'étendue de
la jambe et du pied du côté malade, surtout dans
les régions antéro-externe de la jambe et dorsale
du pied. En promenant les pôles de l'appareil sur
le mollet, on amène de légers mouvements de
flexion des orteils. Si on augmente la force du courant, il arrive à être perçu sous forme de picotements douloureux, et la malade cherche à s'y sous-
traire instinctivement, mais par un mouvement de
totalité du membre auquel la jambe reste étrangère, et qui se passe exclusivement dans la cuisse
restée saine.

Pas de douleurs actuelles sur le trajet du nerf
sciatique au-dessus du creux poplité. Pas de douleurs spontanées, ni provoquées le long du rachis,
ni dans le bassin. Rien aux organes génitaux internes. La menstruation est régulière.

Érythème des cuisses, occasionné par le contact de l'urine, s'écoulant de la fistule. Toujours un peu de paresse du gros intestin.

État général satisfaisant.

On a tenté une première opération, qui n'a pas amené d'une manière complète l'occlusion de la fistule.

L'électrisation du membre paralysé a été pratiquée un certain nombre de fois, toujours avec profit pour la malade, et combinée avec l'emploi de frictions excitantes.

Vers la fin de janvier 1867, après que les résultats de l'opération ont été constatés, la malade quitte l'hôpital pour passer quelque temps dans sa famille.

La paralysie de la jambe gauche va toujours diminuant peu à peu, ainsi que l'atrophie musculaire concomitante. La malade commence à marcher sans le secours d'une canne, mais toujours avec un peu de claudication, et en s'appuyant surtout sur la pointe du pied.

Nous avons tenu à présenter dans ses plus grands détails cette observation dont l'importance explique la longueur, et qui nous semble on ne peut plus concluante en faveur du traumatisme puerpéral. Une circonstance intéressante et digne de fixer l'attention dans ce cas, c'est la limitation presque exclusive des phénomènes paralytiques à la sphère du nerf sciatique poplité externe. On voit en effet que la perte du mouvement et de la contractilité électro-musculaire a porté surtout sur les régions antérieure et externe de la jambe et dorsale du pied. Nous avons parfaitement pu constater la réalité de ce fait, sur lequel M. le Dr Laroyenne avait déjà attiré notre attention d'une manière spéciale.

CHAPITRE VI.

SYMPTÔMES ET DIAGNOSTIC.

1° *Symptômes.*

Le nombre restreint de faits cliniques que nous possédons ne nous permet pas de tracer une description symptomatique aussi complète que nous l'eussions désiré. Nous nous contenterons d'insister sur quelques points essentiels qui nous paraissent dignes de fixer l'attention, et qu'il est indispensable de connaître pour établir le diagnostic. Du reste, tout ce que l'on sait des paralysies périphériques peut à bon droit se répéter pour celles-ci, qui n'en sont qu'une variété.

1° *Douleurs ressenties pendant le travail.*—Nous avons déjà parlé des douleurs si vives que les efforts de traction avaient fait naître sur le trajet du nerf sciatique (Obs. 3 et 4).

2° *Epoque d'apparition après le travail et succession des phénomènes.* — Les accidents de paralysie se sont montrés, dans tous les cas, à une époque assez rapprochée du travail, dont ils n'ont été séparés que par un intervalle de quelques jours à peine. Les premiers troubles portent sur la *sensibilité*, et se montrent sous la forme de fourmillements, de crampes, d'un état d'hyperesthésie auquel succède bientôt de l'engourdissement.

La diminution de la *myotilité* n'apparaît qu'en dernier lieu, et peut aller jusqu'à la perte complète des mouvements.

Ces divers phénomènes présentent bien la même marche progressive et régulière que MM. Vulpian et Bastien ont fait ressortir dans leur remarquable mémoire sur les effets de la compression des nerfs (1).

3° *Etendue et distribution de la paralysie.* — Cette paralysie traumatique est presque toujours *unilatérale*, ce qui s'explique par la difficulté qu'éprouverait la tête ou l'instrument à comprimer à la fois avec la même énergie les plexus sacrés des deux côtés. Dans nos cinq observations, les accidents se sont montrés quatre fois à *gauche* (obs. 1, 2, 3 et 5), et une fois à *droite* (obs. 4). Nous ne connaissons pas la cause de cette préférence pour le côté gauche. On peut vraisemblablement la rattacher à une position correspondante de la tête.

De plus, cette paralysie est ordinairement *incomplète* et *limitée*. Elle n'intéresse pas, d'une manière définitive, toute l'étendue du membre pelvien, mais seulement la jambe et le pied, c'est-à-dire les groupes musculaires innervés par le sciatique ; et même, dans l'observation V, il y avait prédominance des

(1) *Gazette médicale de Paris*, 1855, p. 794. (Voy. aussi Tillaux, *Affections chirurg. des nerfs*, p. 79 (thèse d'agrég., 1866).

accidents dans la sphère de distribution du sciatique poplité externe.

On sait, du reste, que cette limitation est le propre des paralysies périphériques.

4° *Attitude du pied.* — Frappé de paralysie, de même que la jambe correspondante, le pied est toujours dans l'extension (obs. 3, 4, 5) : son extrémité tombe en avant, et on ne le ramène qu'avec peine à l'angle droit; les malades, en se couchant, accrochent les draps de leur lit; les orteils sont immobiles.

5° *Contractilité électro-musculaire.* — Dans les observations III, IV, V, où l'exploration électrique a été pratiquée, on voit que l'excitabilité musculaire était diminuée (obs. 4), et même abolie (obs. 3 et 5), dans les régions innervées par les branches terminales du nerf sciatique.

Ce signe a une très-grande valeur clinique, car il dénote l'existence d'une paralysie traumatique, ou tout au moins d'une paralysie périphérique, ce qui revient au même : M. Duchenne (de Boulogne) a montré depuis longtemps que, dans les paralysies d'origine centrale, et dans les paralysies hystérique, rhumatismale, au moins au début, il y a persistance de l'excitabilité électro-musculaire.

6° *Troubles de la nutrition du membre.* — Ils existaient dans les observations IV et V, où il y a eu, à une époque relativement assez éloignée du travail,

un amaigrissement, une atrophie musculaire très-
évidente du pied et surtout de la jambe, dont la circonférence présentait 2 à 3 centimètres de moins
que celle du côté resté sain; nous ne faisons qu'indiquer ce trouble de la nutrition musculaire, qu'on
peut attribuer à l'inactivité du membre, ou bien à
la diminution de l'innervation et de la circulation
locales.

7º *Troubles de la calorification du membre.* — L'a-
baissement de la calorification était manifeste dans
l'observation V. On sait aujourd'hui qu'on doit attribuer cet abaissement de la température au ralen-
tissement (par contraction vasculaire), qu'éprouve
la circulation locale par suite de la paralysie plus
ou moins complète, des filets vaso-moteurs d'origine cérébro-spinale.

8º Enfin, dans les cinq observations que nous
avons reproduites, on n'a pas noté de troubles spéciaux de l'activité cérébrale ou rachidienne, ni de
désordres concomitants des organes génitaux, aux-
quels on pût rattacher la paralysie, au détriment
du traumatisme. Dans l'observation I (de Romberg),
il est pourtant fait mention d'un prolapsus utérin;
mais nous avons déjà dit ce que nous pensions de
cette complication.

Tels sont les principaux signes de la paralysie
traumatique, que nous a fournis l'étude de nos observations; nous sommes maintenant en mesure
d'aborder la question importante du diagnostic.

2° *Diagnostic.*

Le diagnostic de la paralysie traumatique puerpérale ressort forcément de ce que nous venons de
dire, à propos des antécédents pathogéniques et des
symptômes. Du reste, nous sommes heureux de
pouvoir placer ici les lignes suivantes que nous
avons empruntées à l'excellent ouvrage de M. Jaccoud, et qui se rapportent complétement à notre
sujet : « Le seul signe pathognomonique de la paraplégie par compression des nerfs, déclare cet auteur, est la présence d'une tumeur abdomino-pel-
vienne située de manière à agir à la fois sur les
nerfs lombaires ou sacrés des deux membres, ou
bien encore le fait d'un accouchement récent dont
le travail a été de longue durée. Avec ces données,
et lorsqu'il est bien établi d'ailleurs que la paralysie n'est pas antérieure à l'accouchement ou à la
tumeur, le diagnostic est certain » (1).

Le passage que nous venons de citer nous dis-
penserait à la rigueur de poursuivre plus loin notre
étude ; car, dans nos observations, ces conditions
diagnostiques sur lesquelles insiste M. Jaccoud,
sont parfaitement réalisées. Toutefois, nous allons
parler rapidement de quelques états morbides, avec
lesquels la confusion serait possible dans certaines
circonstances.

Tout d'abord, nous ne nous arrêterons pas à dis-

(1) Jaccoud, *loc. cit. Séméiotique des paraplégies*, p. 540.
Bianchi.

tinguer s'il y a paralysie véritable, ou seulement une simple immobilité du membre, commandée par une vive souffrance : on ne pourrait commettre une pareille méprise que dans un examen très-superficiel, dans lequel on ne tiendrait nul compte des signes propres de la maladie.

Mais il est un accident des suites de couches, dont la cause est encore peu connue, bien que le traumatisme du travail ne soit pas étranger à sa production, ou tout au moins à son exagération. Nous voulons parler du *relâchement des symphyses du bassin* après l'accouchement, accident assez rare, bien décrit par M. Trousseau (1) et M. Tarnier (2). La confusion avec une paralysie traumatique serait possible dans une certaine mesure; d'abord, à cause d'un antécédent commun , c'est-à-dire un accouchement récent et plus moins laborieux, et ensuite à cause de la gêne particulière et même de l'impossibilité de la locomotion, résultats du relâchement des symphyses et du défaut de solidité des pièces du bassin, qui ne donnent plus qu'un point d'appui insuffisant et pas assez fixe aux muscles du membre inférieur. Dans ce cas, les malades marchent difficilement, en s'inclinant à droite et à gauche, en canetant (Trousseau) : elles traînent les jambes, se fatiguent promptement, tous phénomènes qui, à première vue , pourraient en imposer pour une paralysie traumatique d'un des membres inférieurs;

(1) *Clinique médic. de l'Hôtel-Dieu de Paris*, t. III, 2ᵉ édit.
(2) Cazeaux, *Accouch.*, note du Dᵣ Tarnier, p. 512.

mais, outre qu'on peut souvent constater la mobilité anormale des symphyses et produire de la
douleur par la pression à leur niveau , les mouvements des membres deviendront possibles dans le
lit ou la station verticale, si on prend le soin d'en-
tourer d'un lien constricteur la circonférence du
bassin. Enfin, on cherchera les signes spéciaux de
la paralysie que nous avons énumérés plus haut.

Cette variété traumatique de paralysie puerpérale
ne se confondra pas non plus avec une *paralysie réflexe, hystérique, rhumatismale*, d'origine *cérébro-rachi-
dienne*, ou une *atrophie musculaire progressive*, maladies se traduisant par des symptômes bien connus
et décrits partout, sur lesquels il serait superflu
d'insister ici. Du reste, ce diagnostic a été fait avec
beaucoup de soin par M. Nonat, à propos de la paralysie symptomatique de la métrite et du phleg-
mon péri-utérin, qui présente avec la paralysie
traumatique puerpérale de telles analogies quant à
la pathogénie et les symptômes, que ce qui est vrai
pour l'une peut à bon droit s'appliquer à l'autre (1).
Contentons-nous de rappeler une dernière fois, à
l'appui de notre diagnostic, que la paralysie traumatique succède à un accouchement laborieux,
qu'elle est *progressive, unilatérale* le plus souvent,
incomplète, limitée à certains groupes musculaires
dont l'*excitabilité électrique* est diminuée ou abolie,
et qu'on n'observe simultanément du côté du cer-

(1) **Nonat**, *Maladies de l'utérus et de ses annexes*, p. 382 à 393.
Paris, 1860.

veau ou de la moelle aucun accident qui autorise la pensée d'une paralysie d'origine centrale.

Mais tout n'est pas encore fini lorsqu'on est arrivé à établir que la paralysie est d'origine traumatique. Il reste encore à en préciser l'agent. On sait en effet, et les observations déjà citées de M. Nonat sont là pour le prouver, que des tumeurs inflammatoires péri-utérines peuvent, tout aussi bien que la tête du fœtus ou le forceps, produire la compression des nerfs sciatiques et donner lieu à une paralysie semblable à celle que nous étudions dans ce travail. Dans ce cas, pour écarter toute ambiguïté et éviter toute cause d'erreur, il faut, au moyen du toucher, de la palpation, etc., se livrer à un examen minutieux des organes génitaux. On voit (obs. 5) que pour ce qui nous concerne, nous n'avons pas négligé cette précaution.

Le fait suivant, qne nous tenons de notre excellent ami et collègue M. Aubert, interne de la Maternité de Lyon, vient bien à l'appui de ce que nous disons. Il s'agit d'une femme multipare qui portait très-bas et qui éprouva pendant toute la durée de sa grossesse, à partir du sixième mois, pendant les nuits surtout, des crampes excessivement fréquentes et douloureuses dans les membres inférieurs; les mêmes crampes, indices de la compression des nerfs sacrés, persistèrent aux mollets et aux cuisses pendant toute la durée du travail, qui, du reste, ne présenta pas d'autre phénomène digne de remarque. Le vertex se présentait en deuxième position, et l'accouchement se termina le 12 janvier

1867. Les suites de couches furent troublées par
des accidents inflammatoires intra-pelviens, qui
aboutirent à la formation d'un engorgement phleg-
moneux dans la fosse iliaque gauche. Le 1ᵉʳ février,
c'est-à-dire vingt-trois jours après l'accouchement,
cette femme, en se levant pour la première fois,
s'aperçoit qu'elle marche difficilement. La jambe
gauche est plus faible que la droite et un peu douloureuse ; on y trouve de l'engourdissement et un
léger abaissement de température. Tous ces phénomènes disparurent, du reste, assez rapidement.

Eh bien, si l'on n'avait pas tenu compte de l'état
des organes génitaux, ce commencement de paralysie par compression des nerfs eût pu être attribué
au travail de l'accouchement, d'autant mieux que
cette femme avait éprouvé à ce moment, et pendant
une grande partie de sa grossesse, des crampes répétées dans les membres inférieurs, crampes qui
tenaient certainement à la compression exercée sur
les nerfs sacrés par la tête du fœtus.

ANATOMIE PATHOLOGIQUE.

Il serait sans doute intéressant, dans les observations que nous avons citées, de pouvoir connaître
la nature intime des lésions des nerfs sacrés, auxquelles se rapportent les troubles paralytiques des
membres inférieurs. Mais, sur ce point, les autopsies
qui seules pourraient nous éclairer nous font complétement défaut, et nous ne pouvons que reproduire
ce passage de M. Jacquemier : « Dans quelques cas,

cette compression (des nerfs sciatiques) ne se borne pas à produire des effets momentanés, mais elle laisse sur le tronc nerveux comprimé des altérations plus durables et même quelquefois des ecchymoses, de petits épanchemenents sanguins autour et même au-dessous du névrilème » (1).

Quelle qu'ait été l'énergie de la compression, nous ne pensons pas qu'elle ait eu une durée assez prolongée pour amener dans l'épaisseur des troncs nerveux des lésions intenses et profondes, telles qu'une névrite ou une altération granulo-graisseuse, lésions bien graves pour les phénomènes observés, et qu'on rencontre de préférence dans les paraplégies invétérées tenant à des tumeurs chroniques du bassin ou de la colonne, qui compriment l'origine des nerfs sacrés (2).

DURÉE, PRONOSTIC.

Le pronostic de ces paraplégies traumatiques n'est pas en général très-grave, et, au bout d'un certain temps, les malades finissent toujours par recouvrer plus ou moins complétement l'usage de leurs membres. Les accidents, dont, selon M. Jacquemier, la durée ne dépasse pas ordinairement quelques semaines à quelques mois, peuvent, dans certains cas, persister assez longtemps et condamner les malades à une longue immobilité. Dans l'obser

______

(1) Jacquemier, *loc. cit.*, p. 599.
(2) Voy. Léon Tripier, *Du Cancer de la colonne vertébrale et de ses rapports avec la paraplégie douloureuse* (thèse de Paris, 1867, p. 95).

vation I, la malade fut guérie au bout d'un mois. Dans l'observation IV, la guérison n'était pas complète après cinq mois, et enfin, dans l'observation V et surtout l'observation III, la paralysie a duré plus d'un an, malgré l'emploi de moyens thérapeutiques convenables. On voit donc qu'il ne s'agit pas ici de ces paralysies temporaires qu'on peut voir survenir après l'accouchement et disparaître au bout de deux à trois jours, sans avoir presque attiré l'attention.

CHAPITRE VII.

TRAITEMENT.

Nous ne nous étendrons pas beaucoup sur le traitement de la paralysie traumatique puerpérale, car, à peu de chose près, elle comporte les mêmes indications que les autres paralysies périphériques.

Une précaution toujours utile et d'un intérêt général, c'est de surveiller avec soin un accouchement et de ne pas laisser sa durée se prolonger au delà de certaines limites tracées par la prudence la plus élémentaire. Autant que possible, un accoucheur expérimenté ne laissera pas la tête fœtale trop longtemps enclavée dans le bassin, surtout si ce dernier ne présente pas les dimensions normales indispensables au passage spontané de l'extrémité céphalique. Si les circonstances lui commandent d'intervenir au moyen de manœuvres appropriées, et notamment s'il a reconnu la nécessité de l'application du forceps, il y procédera avec les plus grands ménagements, en se conformant aux préceptes établis, et de façon à ne pas aggraver les conditions défavorables déjà existantes, par des manœuvres instrumentales imprudentes ou inhabiles, dont le résultat serait de compromettre l'intégrité des parties molles intra-pelviennes et surtout celle des nerfs sacrés.

Quant aux altérations de texture que les troncs nerveux ou leurs enveloppes ont pu éprouver, par suite de cette compression plus ou moins violente ou prolongée, elles ne sont pas accessibles aux moyens thérapeutiques directs; aussi, dans des cas semblables, nous n'avons à nous occuper que de la paralysie du membre considérée en elle-même, et c'est d'elle seule que nous devons tirer nos indications.

Nous avons affaire à une paralysie limitée, plus ou moins complète, qui peut à la longue se compliquer de l'atrophie des muscles lésés dans leur innervation. Ce que Niemeyer dit, en général, des paralysies périphériques (1), s'applique parfaitement à celles-ci. Il faut : 1° empêcher l'extinction complète du faible degré d'excitabilité que possède encore le nerf sciatique; 2° prévenir l'atrophie et la dégénérescence graisseuse des muscles ou en arrêter les progrès si elle est déjà commencée.

Pour satisfaire à cette double indication, il faudra, ce qui se comprend du reste, instituer une médication excitante locale plus ou moins énergique, dont on ne pourra retirer que de bons résultats; car, dans cette forme spéciale de paralysie, on n'a pas à redouter, comme pour celles d'origine centrale, les conséquences possibles d'une excitation trop vive qui pourrait retentir d'une manière fâcheuse sur un foyer congestif ou hémorrhagique à peine assoupi.

Au premier rang, nous placerons, avec tous les auteurs, l'*électrisation localisée*, sans trop nous préoccuper de l'époque à laquelle remonte le début de

(1) Niemeyer, *loc. cit.*, t. II, p. 362.

la paralysie. Les séances seront courtes, d'une durée moyenne de cinq à dix minutes au plus chaque fois, répétées d'abord tous les deux ou trois jours et même, plus tard, tous les jours si la susceptibilité des malades le permet. On aura soin de ne pas commencer par des courants trop forts et, du reste, on en réglera l'intensité d'après l'état des muscles. Dans les observations III, IV et V, on voit que l'application de ce précieux agent thérapeutique a donné des résultats très-avantageux.

On pourra également joindre à l'emploi de la faradisation l'usage de *frictions* sèches ou médicamenteuses, de pommades excitantes. On appliquera des *vésicatoires volants* et autres révulsifs sur le trajet du nerf. On pourra aussi avoir recours à la *cautérisation transcurrente*, dont M. Nonat a eu beaucoup à se louer dans des cas analogues dont nous avons parlé, où la compression des nerfs sciatiques par des tumeurs péri-utérines avait amené la paralysie d'une portion du membre inférieur.

Les *eaux minérales,* en bains ou en douches, sont aussi d'un emploi très-utile, et, en Allemagne, les eaux de Tœplitz en Bohême, jouissent d'une grande réputation dans le traitement des paraplégies consécutives à l'accouchement. Le professeur Siebold les vante beaucoup, et l'ouvrage de M. Durand-Fardel nous fournit là-dessus des renseignements très-intéressants : « Schmelkes, dit cet auteur, a vu une paralysie des extrémités inférieures, survenue après un accouchement laborieux, disparaître complétement au moyen de 17 bains (de Tœplitz).

Dans un second cas, après un travail pénible pendant lequel la tête volumineuse était restée enclavée dans un bassin étroit » (1), une paralysie persistante des membres inférieurs, accompagnée de complications spéciales, fut guérie au bout de huit semaines, et, plus loin (p. 719), M. Durand-Fardel ajoute : « Schmelkes insiste sur ce que le traitement thermal doit être administré après que la contractilité électro-musculaire, profondément altérée ou tout à fait perdue, est de nouveau reconquise. Les malades doivent d'abord être soumises à la faradisation et ensuite aux bains. Cet auteur développe l'avantage d'une telle pratique qui rend aux muscles atrophiés leurs conditions normales de texture et d'aptitude fonctionnelle, et permet alors d'agir plus efficacement sur l'innervation. »

En France, nous possédons un grand nombre de stations thermales également efficaces, parmi lesquelles nous citerons Aix-les-Bains, Bagnères-de-Luchon, etc., et surtout les eaux de Plombières, auxquelles les travaux de M. Lhéritier ont acquis une grande notoriété pour la cure des paralysies. La malade qui fait le sujet de notre troisième observation a également retiré de bons effets d'une saison à Bourbonne-les-Bains.

Dans certains cas de déviation trop notable du pied, pour faciliter la marche et hâter le retour des

---

(1) Durand-Fardel, *Traité des eaux minér.*, 2e édit., p. 718 : paraplégies suites de couches. (Voy. aussi *Dictionn. des eaux minér.*, t. II, p. 496.)

mouvements, on pourra recommander l'usage d'un appareil orthopédique approprié, tel que celui que M. le Dr Château fit fabriquer par M. Mathieu pour la malade de l'observation III.

Concurremment à l'emploi de ces divers moyens, dont le choix sera commandé par les circonstances, on p rra prescrire l'usage interne ou l'application sous-épidermique de la strychnine, qu'on continuera jusqu'à ce que de légères secousses avertissent de suspendre l'emploi du médicament.

Enfin, nous avons à peine besoin d'ajouter qu'on devra améliorer la santé générale presque toujours ébranlée en pareil cas, surtout après des couches laborieuses : on aura recours à une médication tonique et reconstituante, en même temps qu'on éloignera les complications diathésiques qui pourraient survenir.

CONCLUSIONS.

Arrivé au terme de notre travail, nous croyons pouvoir en résumer les points principaux dans les propositions suivantes :

1° Outre des paralysies résultant de causes diverses, on peut observer chez les nouvelles accouchées des paralysies traumatiques des membres inférieurs, survenant à la suite de la compression ou de la contusion des nerfs sacrés par la tête du fœtus ou par des manœuvres instrumentales.

2° Ces paralysies sont rares, surtout dans les hospices spéciaux. Elles surviennent ordinairement après un accouchement laborieux et prolongé, dans lequel le fœtus s'est présenté par le sommet, et qu'on a dû terminer par l'application du forceps.

3° Ces paralysies sont presque toujours unilatérales et limitées à la sphère du nerf sciatique. Elles sont incomplètes, temporaires ou persistantes, et peuvent se compliquer de l'atrophie des muscles intéressés.

4° Leur processus pathogénique spécial, et leur forme symptomatique particulière, leur assignent une existence indépendante à côté des autres variétés de paralysies puerpérales.

5° Enfin, parmi les divers agents thérapeutiques qu'on peut mettre en usage pour réveiller l'excitabilité des muscles, frappés de paralysie, l'électricité d'induction, appliquée d'une manière méthodique et persévérante, produit toujours les meilleurs résultats.